NOS

DOCTEURS

Nos Docteurs

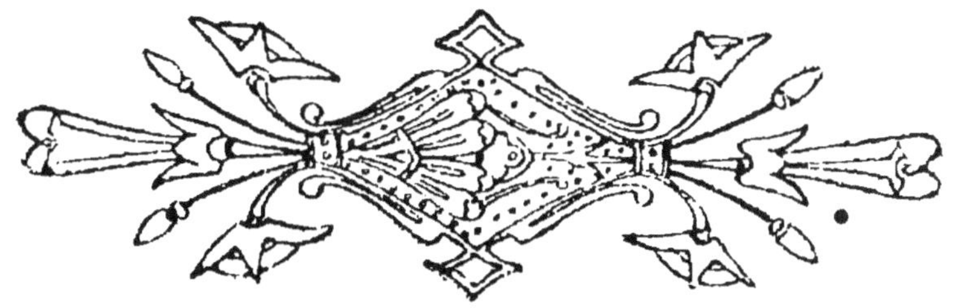

ÉLECTROTHÉRAPIE

CABINET DU DR CHAMOIN

40, Rue de la Bienfaisance, 40

(Boulevard Malesherbes)

PARIS

Lundi, Mercredi, Vendredi, de 3 à 5 heures
et le matin sur rendez-vous.

INSTALLATION COMPLÈTE

de tous Appareils d'Électricité médicale

Électricité statique (Bains, Douches), Étincelles, Courants
continus, Courants faradiques, etc.

TRAITEMENT SPÉCIAL

1° DES AFFECTIONS GYNÉCOLOGIQUES

(Tumeurs utérines, Fibromes, Métrites,
Métrorrhagies, Déviations, Abaissements,
Dysménorrhée, etc.)

2° DES MALADIES NERVEUSES

(Névroses, Paralysies, Affections du cerveau et de la
moelle épinière, Névralgie, Neurasthénie,
Diabète, Dyspepsies, Dilatation de l'estomac, etc.)

3° DES AFFECTIONS DES YEUX

(Atrophie du nerf optique, Amblyopie, Paralysies,
Strabisme, Larmoiement,
Tumeurs et Fistules lacrymales, etc.)

CLINIQUE

RUE DE RIVOLI, 71 (près la rue du Pont-Neuf)

Mardi, Jeudi, Samedi, de 3 à 5 heures

TS, FAUTEUILS, VOITURES ET APPAREILS MÉCANIQUES

POUR
Malades et Blessés

DUPONT

Fabricant breveté S. G. D. G.
Fournisseur des Hôpitaux
à PARIS
10, Rue Hautefeuille

(Près l'École de Médecine)

Les plus hautes
RÉCOMPENSES
aux Expositions
françaises
et étrangères.

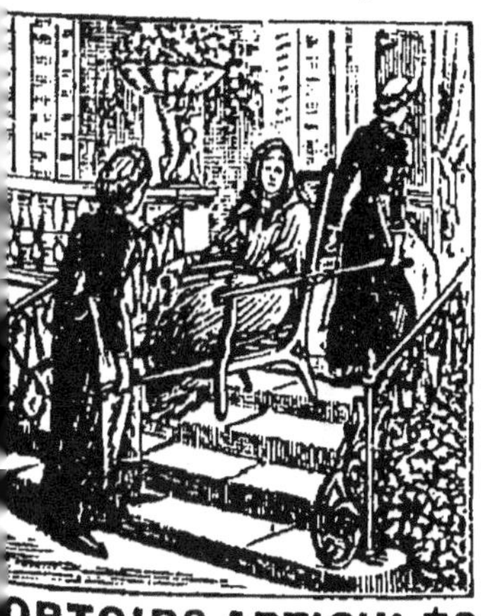

ORTOIRS ARTICULÉS
de tous Systèmes.

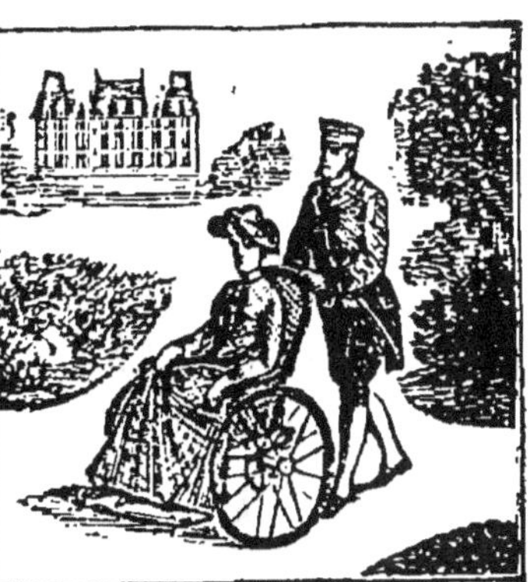

FAUTEUIL ROULANT
pour Jardins.

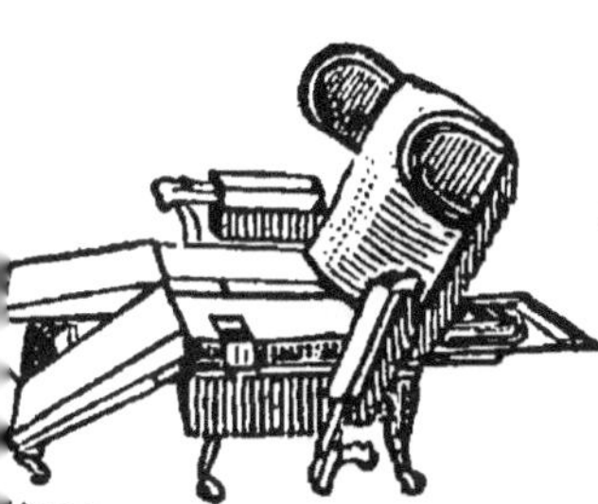

UTOMOTEUR avec Garde-Robe
ouchon se retirant sous le siège.

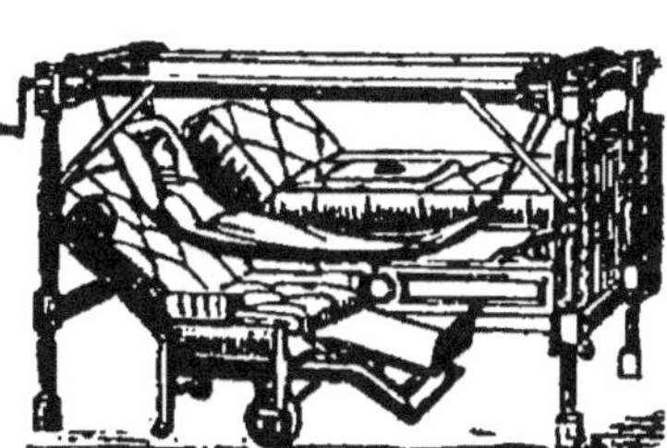

Transport du lit au fauteuil.

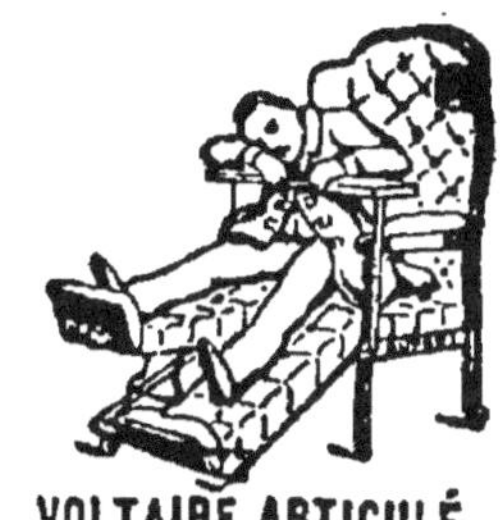

VOLTAIRE ARTICULÉ
avec tablette-appui
pour malade oppressé

N° 1.

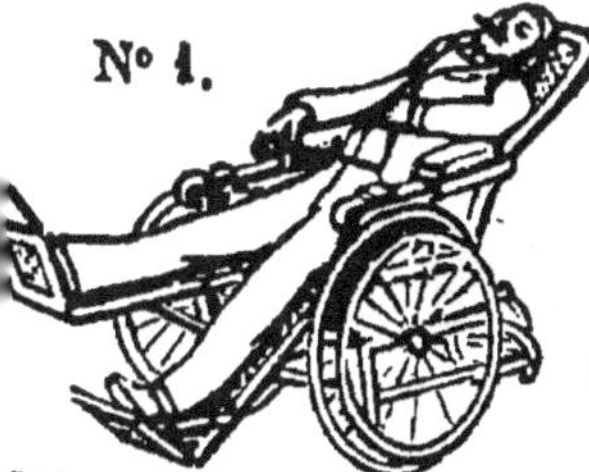

FAUTEUIL canné, dossier articulé. Roues métal caoutchoutées. Porte-jambes mobile à 2 articulat⁰⁹⁹. Se transforme
à portoir avec brancards à fourreaux comme fig. N° 2.

N° 2.

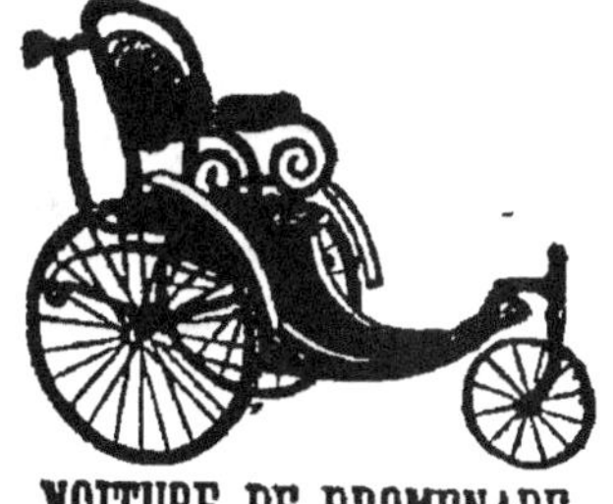

VOITURE DE PROMENADE
roues caoutchoutées

Sur demande, envoi franco du Catalogue illustré avec prix
contenant 330 figures. — TÉLÉPHONE 127-84.

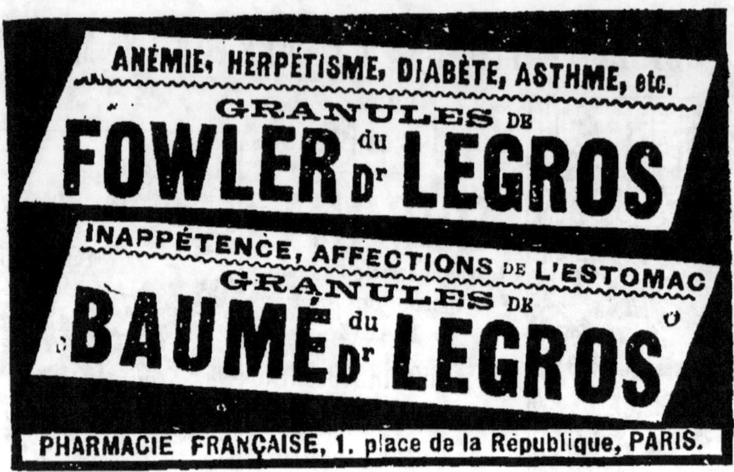
ANÉMIE, HERPÉTISME, DIABÈTE, ASTHME, etc.
GRANULES DE
FOWLER du Dr LEGROS
INAPPÉTENCE, AFFECTIONS DE L'ESTOMAC
GRANULES DE
BAUMÉ du Dr LEGROS
PHARMACIE FRANÇAISE, 1, place de la République, PARIS.

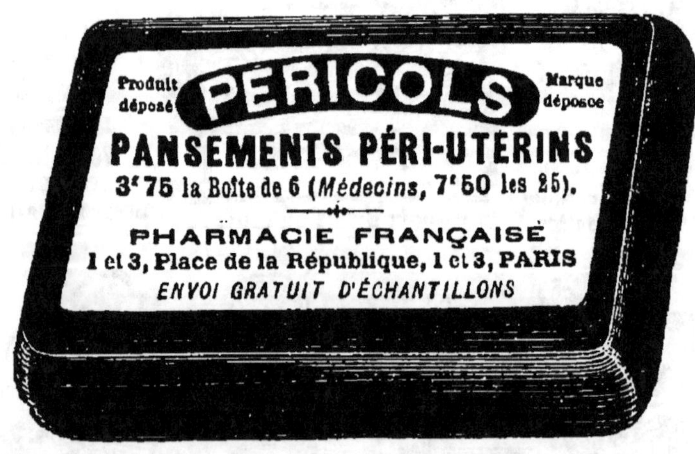
Produit déposé
PÉRICOLS
Marque déposée
PANSEMENTS PÉRI-UTÉRINS
3f75 la Boîte de 6 (Médecins, 7f50 les 25).
PHARMACIE FRANÇAISE
1 et 3, Place de la République, 1 et 3, PARIS
ENVOI GRATUIT D'ÉCHANTILLONS

NOS DOCTEURS

Répertoire Photo-Biographique
du Corps Médical

TROISIÈME ANNÉE

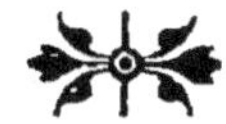

Fondateur–Éditeur : J. HIRSCHLER

Directeur : E. RISACHER, A. ⚜. O. ✠. O ✠.

167, RUE MONTMARTRE, 167

PARIS

TÉLÉPHONE 150-23 — CABLE-TÉLÉGRAMME — EMIRISA-PARIS

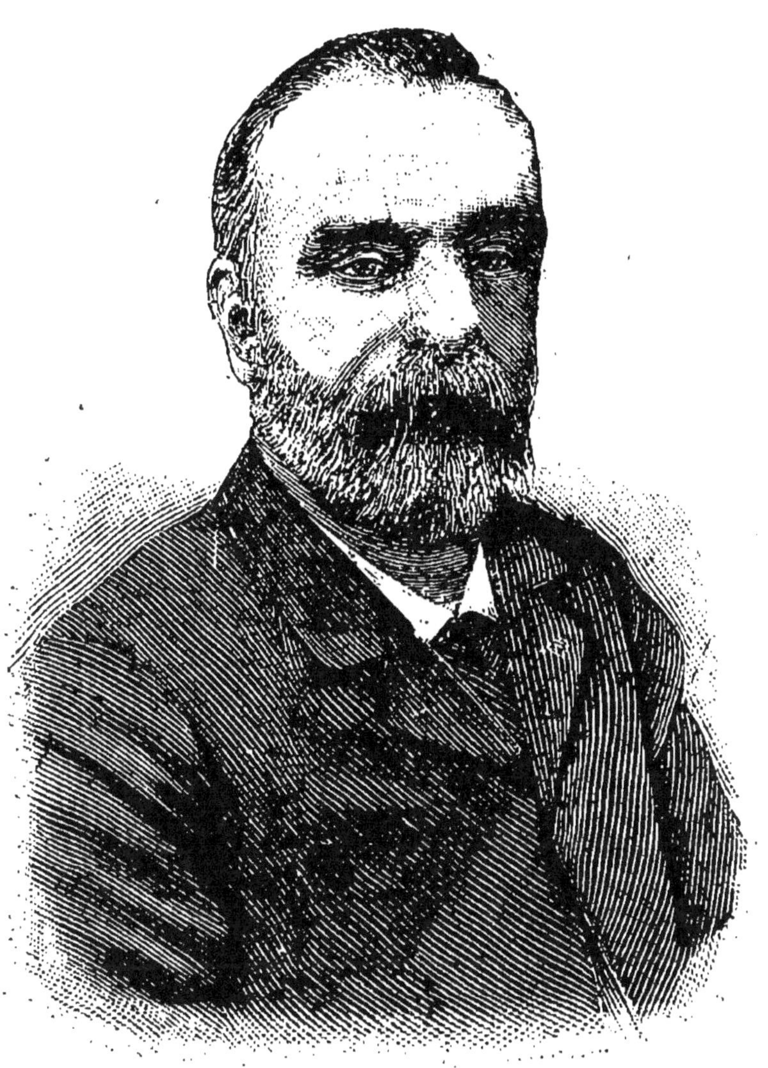

LE PROFESSEUR BROUARDEL C. ✳. I. ⚜.

Doyen de la Faculté de Médecine de Paris.

NOTE DES ÉDITEURS

La troisième série de biographies et de portraits que nous publions aujourd'hui sera, nous l'espérons, aussi favorablement accueillie que les deux premières.

Fidèles à la promesse que nous formulions en entreprenant ce travail, nous offrons au lecteur, sous la forme de ce nouveau volume, des renseignements précieux en même temps que nous permettons à la grande famille médicale de Paris de se retrouver, — en effigie, — dans l'intimité d'un album qui est intéressant à bien des points de vue.

N'est-il pas, en effet, ce livre de *Nos Docteurs*, l'annuaire très détaillé d'une de nos grandes corporations les plus respectées? Et n'y lit-on pas avec intérêt, le détail des états de service, des titres honorifiques, nous pourrions presque dire des campagnes — car le médecin n'est pas autre chose qu'un soldat toujours en lutte?

Mais ce n'est pas tout. Ces volumes de *Nos Docteurs* renferment aussi des indications utiles sur les travaux les plus récents, les applications les plus ingénieuses de nos praticiens jeunes ou vieux.

Si bien que ces différentes séries marquent, pour ainsi dire, d'année en année,

les différentes étapes du progrès scientifique.

*
* *

L'accueil flatteur qui nous a été fait dès
le début, les encouragements que nous
avons reçus, le succès de nos éditions consécutives, dont la dernière est presque tota-
lement épuisée, ne pouvaient que nous
exciter à faire mieux — non pas au point de
vue de la forme générale de l'œuvre, qui ne
peut subir de transformation ; — mais au
point de vue de l'édition elle-même. C'est à
cela que nous avons tout particulièrement
apporté nos soins, dans l'espérance que les
lecteurs nous en sauraient gré.

Ainsi que nous le disions dans notre première *Note*, au fur et à mesure que s'avancera
le travail long et méticuleux du clichage des
photographies, nous ferons paraître une nouvelle série de docteurs, et notre intention est
ensuite d'ouvrir notre album à toutes les
sommités médicales des grandes villes de
France, et de publier une série spéciale, les
concernant.

Ne serait-ce pas, d'ailleurs, de toute jus-
tice, quand on pense à ce que renferme de
talents reconnus et appréciés, de grands
centres comme Lyon, Marseille, Bordeaux,
Rouen, Toulouse, pour ne citer que ceux-là ?

NOS DOCTEURS

ANÉMIE CHLOROSE

Véritables PILULES DU Dʳ BLAUD

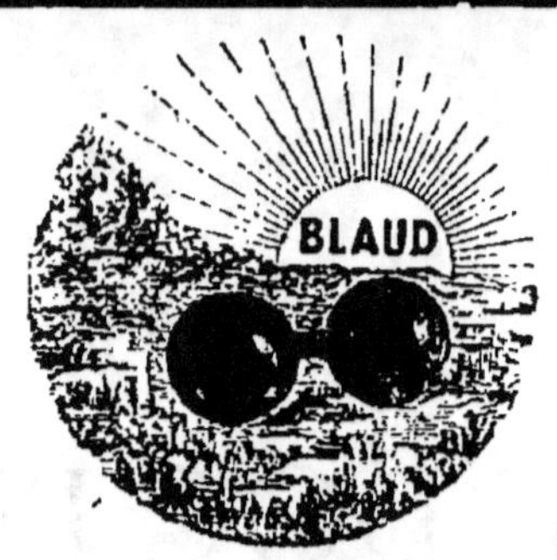

Déposée.

Depuis 35 ans que j'exerce la médecine, j'ai reconnu aux **Pilules du Dʳ Blaud** *des avantages incontestables sur tous les autres ferrugineux et je les regarde comme le meilleur anti-chlorotique.*

Dʳ DOUBLE,
Ex-Président de l'Académie de Médecine.

C'est une des plus simples, des meilleures et des plus économiques préparations ferrugineuses. (Form. Magis. — Page 313.)

BOUCHARDAT ✳,
Docteur, Professeur à la Faculté de Médecine.

A. SCIORELLI, 2, Place des Vosges, PARIS

N. B. Comme pour le passé, nous nous tenons à la disposition de MM. les Médecins pour leur remettre les flacons qu'ils désireront pour leurs essais.

Notre produit ne se vendant qu'en flacons de 100 ou 200 pilules, prière au cas échéant de prescription de préciser 1 flacon de **Véritables Pilules du Dʳ Blaud** *de 100 ou 200.*

Dr ADLER (Edouard) A. ✪. ✠.

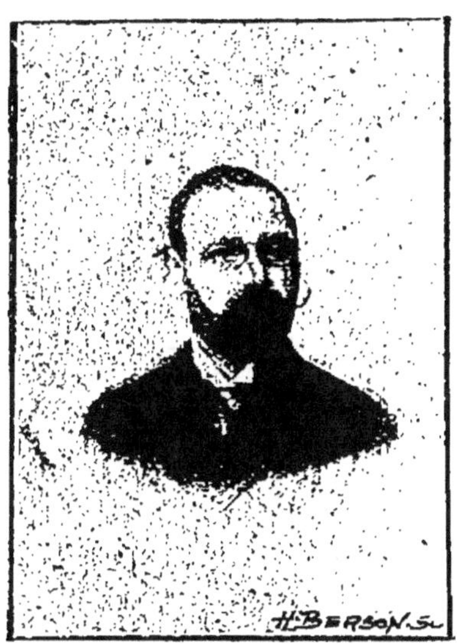

Benque.

Né à Tárbes (Hautes-Pyrénées), le 10 septembre 1861.
A fait ses études à la Faculté de Médecine de Paris.
Externe des hôpitaux en 1885. Interne des hôpitaux en
1888. Lauréat de l'Assistance publique et de la Faculté de
Médecine. Élève de Constantin Paul, Terillon et Léon
Labbé. Assistant du docteur Léon Labbé, dont il est tou-
jours l'élève enthousiaste.

S'occupe des maladies chirurgicales et des maladies gynécologiques. Ancien médecin de l'Assistance publique. Est
actuellement médecin-inspecteur du personnel enseignant de
la Ville de Paris.

Officier d'Académie. Chevalier de l'Ordre royal de la
Conception du Portugal.

Dʳ ANSELMIER (Victor)

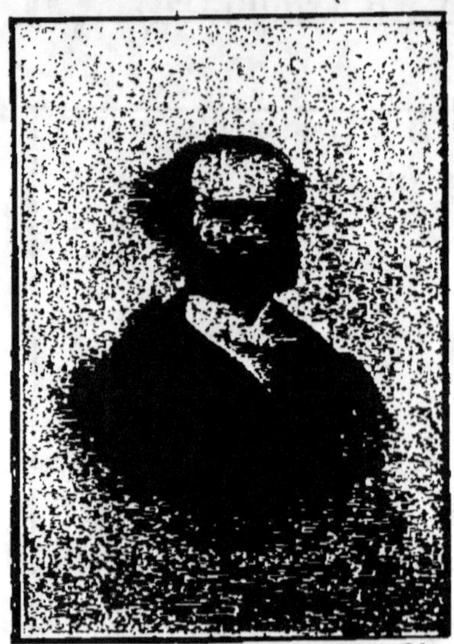

Dagron et Cie.

Né en 1828 à Belley (Ain). — Docteur de la Faculté de Paris, Chirurgien requis pour l'Hôpital militaire de Lyon en 1849, pour l'Hôpital du Gros-Caillou en 1855, pour l'Hôpital Saint-Martin en 1867. Chargé, au fort d'Aubervilliers, des blessés et convalescents du 2ᵐᵉ voltigeurs de la Garde au retour de Crimée ; du 92ᵐᵉ régiment au fort d'Ivry et du 65ᵐᵉ régiment à Paris.

Ouvrages principaux : *Emploi de l'aiguille aimantée dans la recherche des corps étrangers de fer, fonte et acier dans les plaies de guerre et de l'industrie. — Le cautère actuel dans les plaies virulentes. — La protection du visage dans la variole. — La dissolution des calculs. — Les sondes à demeure dans la vessie. — La compression chirurgicale. — Les rétrécissements organiques. — Le traitement de l'angine couenneuse. — Les effets de la chaleur et de la lumière sur la nutrition. — Les sens complémentaires. — Etudes sur les mouvements inconscients par les fibres striées. — Analyse des minerais du Chili et dosage des métaux précieux. — Hygiène du fumeur. — Hygiène de l'alimentation. — Le régime végétarien. — Empoisonnement par l'absinthe et les liqueurs. — Les silicates dans l'alimentation. — La viande crue et ses périls pour l'espèce humaine. — Le climat de Madère. — L'hiver à Arkhangel. — L'autophagie artificielle pour prolonger la vie chez les naufragés privés de nourriture et autres séquestrés.*

Dr APOSTOLI (Georges)

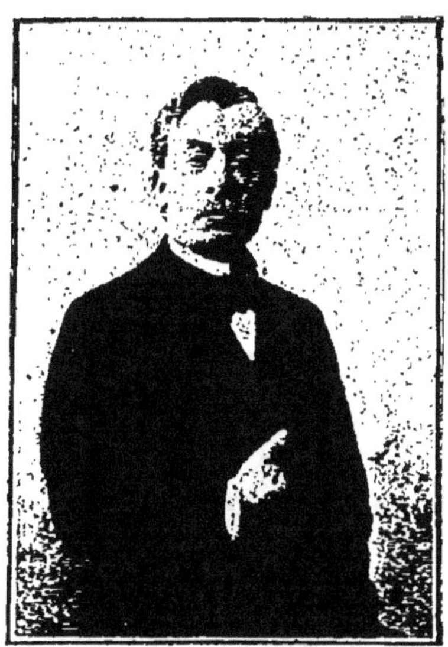

Pierre Petit.

Vice-Président de la Société Française d'Électrothérapie.

Dr ARNAUD (DE CASTRES) Lucien

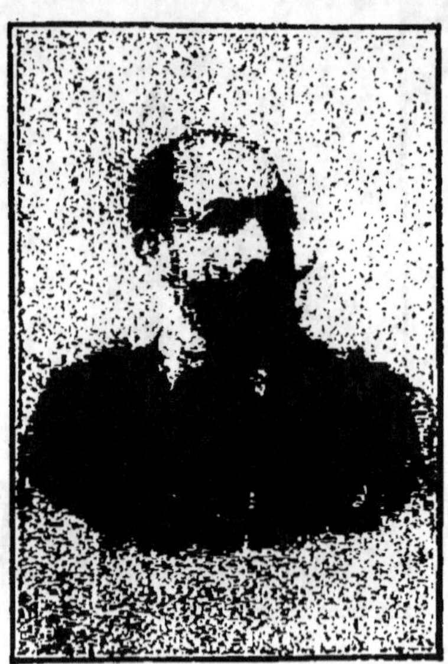

Pirou, boul. St-Germain.

Né en 1865. — Physionomie bien parisienne. Esprit essentiellement original. Très mêlé au mouvement littéraire contemporain, médecin de la plupart de nos scènes, le docteur Arnaud, après avoir essayé du théâtre, fit de brillantes études médicales. Reçu premier au concours de l'Internat de Saint-Lazare, il s'est consacré aux affections spéciales, a publié : *Traitement de la Syphilis par les injections sous-cutanées* de Succinimate (Thèse qui fait date en la question). *Traitement des Métrites. Traitement de la Blennorrhagie par les grands lavages. Les injections mercurielles dans la Syphilis* etc. Son cabinet de la rue Richer est très fréquenté, car le docteur Arnaud s'est créé une véritable notoriété par son talent de praticien.

Dr AUBEAU (A. R. R.) A. ⚜. O. ✠. ✠ ✠.

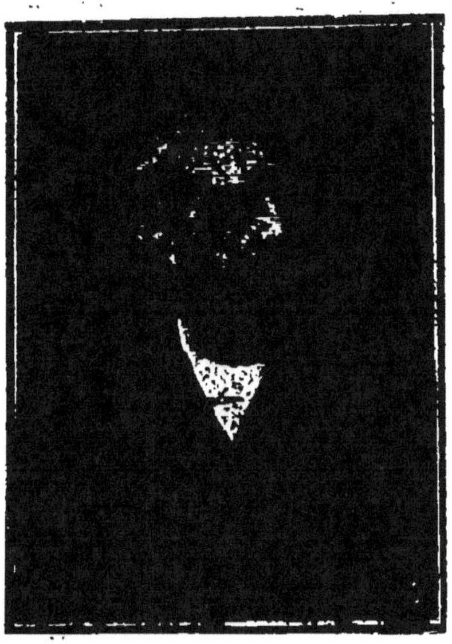

Pierre Petit.

Ne à Paris, le 6 juin 1852. — Docteur en médecine de la Faculté de Paris (1880), élève de Péan, chirurgien de la Polyclinique de l'Hôpital International. Membre de la Société de médecine et de chirurgie pratique. Membre fondateur et Président honoraire de la Société clinique des praticiens. Ancien professeur à l'Ecole dentaire de Paris. Membre de la Société française d'hygiène. A publié nombre de travaux importants. Citons : *De la laxité polyarticulaire ou généralisée comme cause des arthropathies. Les progrès de la Chirurgie au XIX*^me *siècle*, à l'occasion du centenaire de la Société de Médecine pratique de Paris. *Un nouveau procédé opératoire pour la cure radicale des hernies volumineuses. Modification du sang sous l'influence de l'anesthésie chloroformiquée. Contribution au diagnostic précoce de la tuberculose* (3° Congrès de la tuberculose). *Un nouveau traitement des diarrhées des pays chauds. Des applications de la micrographie et de la bactériologie à la précision du Diagnostic chirurgical.* La clinique gynécologique du Dr Aubeau et particulièrement ses opérations du vendredi, 11 rue de la Santé, sont très suivies par les médecins français et étrangers. Officier d'académie, Chevalier et officier de plusieurs ordres.

Dᴿ BARADUC (Hippolyte)

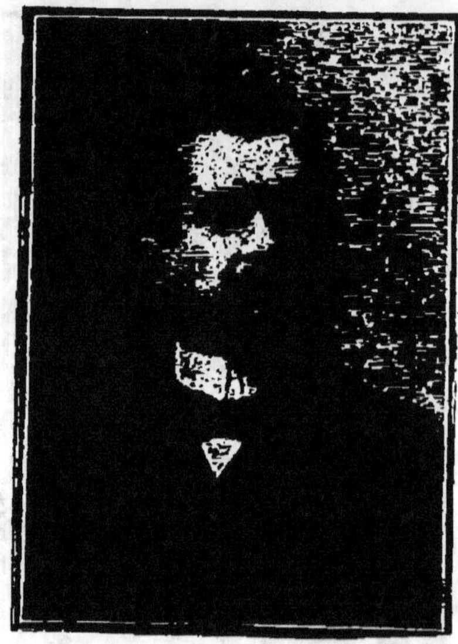

Nadar.

Né en 1850. — Fils d'un praticien distingué, il suivit les idées scientifiques de son père. Interne provisoire à la Salpêtrière, élève de Charcot, il passa en 1876 sa thèse de doctorat sur le *Traitement de l'attaque d'hémorragie cérébrale*, et depuis il s'est adonné spécialement aux maladies du système nerveux et de l'estomac. qu'il soigne par ses méthodes électrothérapiques, constatées par la formule biométrique.

C'est « un chercheur et un trouveur ». Il a découvert la méthode biométrique et le moyen de constater par la photographie les vibrations de la force vitale en nous. Et cette méthode iconographique est venue ultérieurement confirmer les données de la méthode biométrique.

Parmi ses ouvrages remarquables citons : *Traitement des maladies de la moelle par les ventouses vésicantes. — Douche cérébro-statique dans les céphalopathies. — Lavage électrique dans la dilatation d'estomac. — Varices vésicales, en rapport avec les hémorrhoïdes anales. — la Biométrie appliquée à l'électrothérapie. — La force vitale. notre corps fluidique. — Iconographie de la force vitale, — L'âme humaine ; son mouvement, ses lumières.*

Le docteur Baraduc est membre de la Société de Médecine de Paris. des Sociétés de médecine et de chirurgie pratiques, d'électrothérapie, d'hypnologie, etc.

Dr BARADUC (Alexis-Armand)

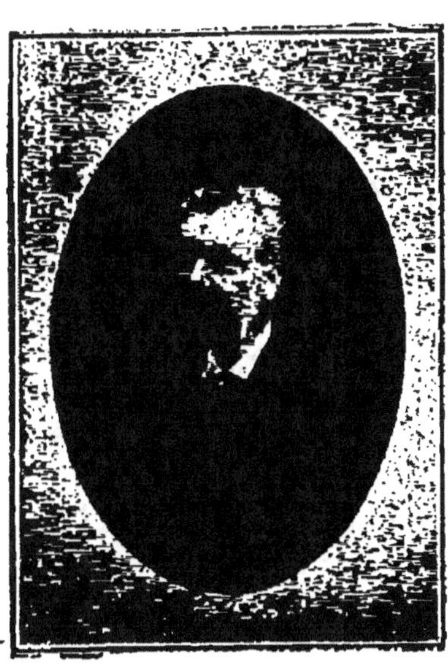

Carjat et Cie.

Né à La Tour-d'Auvergne (Puy-de-Dôme), le 2 avril 1848. — Après de brillantes études au collège de Clermont-Ferrand, vint à Paris et fut reçu docteur en 1873 avec une thèse remarquable intitulée : « *Le traitement de la pneumonie* ».

Ancien inspecteur des eaux de Châtel-Guyon ; vice-Président de la Société d'Hydrologie de Paris.

Le docteur *Baraduc* a rendu, comme médecin, d'importants services dans de nombreuses circonstances pendant la guerre de 1870.

Dʳ BARBE (Charles-David) A. ❧

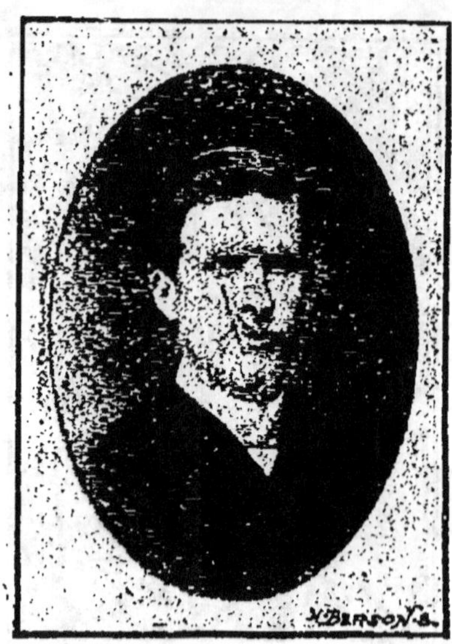

Sauvanaud.

Né à Meschen (Transylvanie), le 24 juillet 1854, naturalisé Français.

Fit ses études à Paris et passa, en 1884, une brillante thèse sur l'*Œdème de la paroi thoracique dans les pleurésies non purulentes*. Il avait été interne des hôpitaux, de 1881 à 1884.

Collaborateur au *Traité de médecine* du docteur Brouardel et au *Traité de Thérapeutique appliquée* du docteur Robin pour les maladies de la peau. Membre de la Société française de Dermatologie et de syphiligraphie, Membre de la Société Dermatologque de Vienne. Médecin à l'institution des Diaconesses de Paris. Chef du laboratoire de Dermatologie de l'hôpital Saint-Antoine, Officier d'académie.

Dr BASSET (Auguste-Louis-Léon)

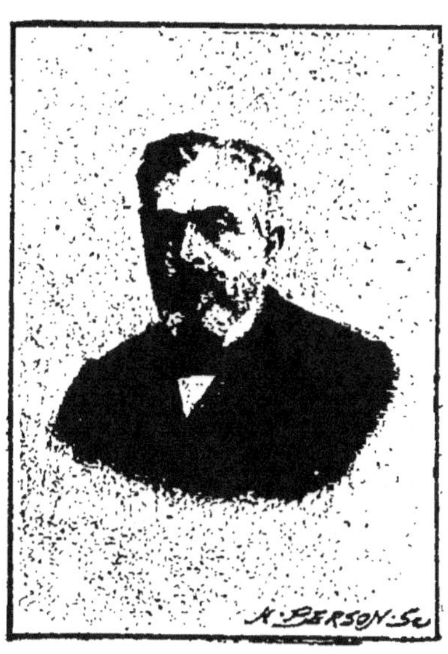

Ravitch.

Né à Arthonnay (Yonne), le 29 novembre 1832.
Fit ses études universitaires à Tonnerre et de
médecine à la Faculté de Paris. Passa sa thèse
le 28 août 1860, avec ce sujet : *Des causes de la
rétention d'urine.*

Externe des hôpitaux en 1855. Aide-major au
57me bataillon de la garde-nationale pendant le
siège de 1870. Attaché, en outre, aux ambulances
de la Presse (chef de l'ambulance de Bagnolet).

Dr de BEAUREPÈRE (Alfred)

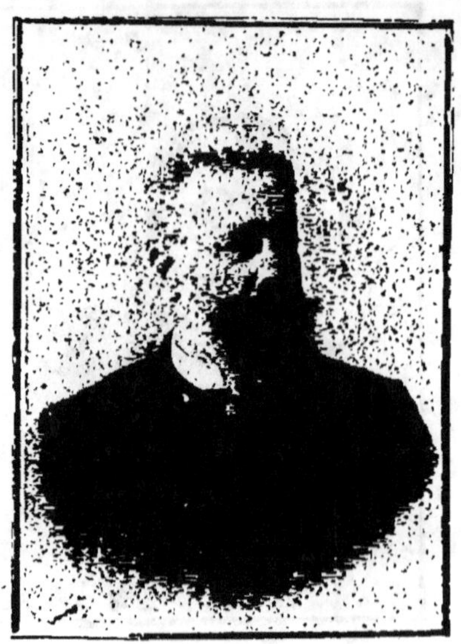

F. Mulnier.

Né à Durtal (Maine-et-Loire) en 1847. — Lauréat des hôpitaux. Docteur en médecine de la Faculté de Paris en 1872 (23 mai).

Le docteur de Beaurepère s'occupe spécialement et avec une grande autorité du traitement des maladies des femmes.

Dr BELIN (René)

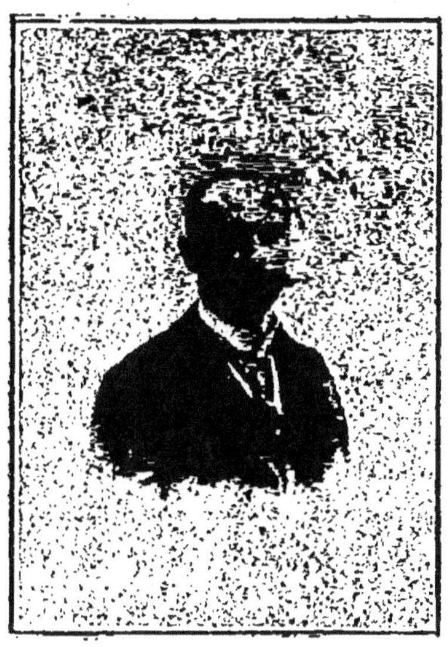

Francart.

Né à Colmar (Alsace-Lorraine), fils du professeur Belin. — Docteur de la Faculté de Paris en 1886. Suivit pendant plusieurs années les cliniques anglaises et américaines et revint se fixer à Paris. Rédacteur en chef de la *Chirurgie Pratique*. Chirurgien de l'hôpital privé Cloquet.

Frofes^r BERGER (Paul) ✳

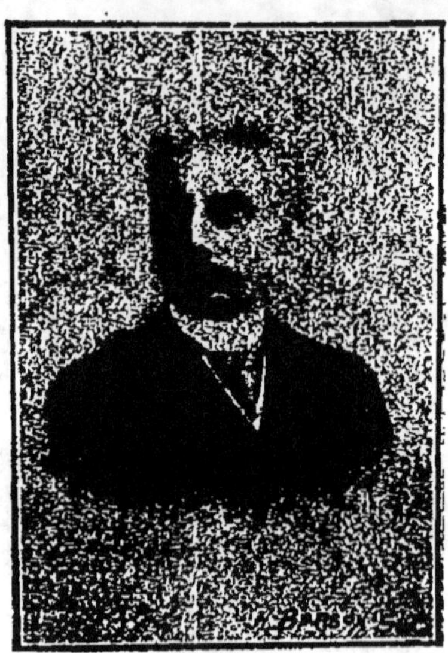

Pirou, rue Royale.

Né [à Beaucourt (Haut-Rhin), le 6 janvier 1845. — Professeur à la Faculté de Médecine de Paris. Membre de l'Académie de médecine. Chirurgien de l'Ecole normale supérieure. Chirurgien de l'hôpital de la Pitié. Membre de la Société anatomique, de la Société d'anthropologie, de la Société de chirurgie, etc. Parmi ses ouvrages les plus considérables, citons : *De l'Arthrite du genou et de l'épanchement articulaire consécutifs aux fonctions du fémur. De l'influence des maladies constitutionnelles sur la marche des lésions traumatiques. L'amputation du membre supérieur dans la contiguité du tronc. Résultat de l'examen de 10,000 observations de hernies faites au bureau central.* Et un grand nombre de mémoires parmi lesquels on remarque surtout des travaux sur les hernies, les autoplasties, les encéphalocèles, sur les vaisseaux du cordon ombilical, les amputations partielles du pied, etc., etc. Chevalier de la Légion d'honneur.

Dr BLUM (Albert) ✳.

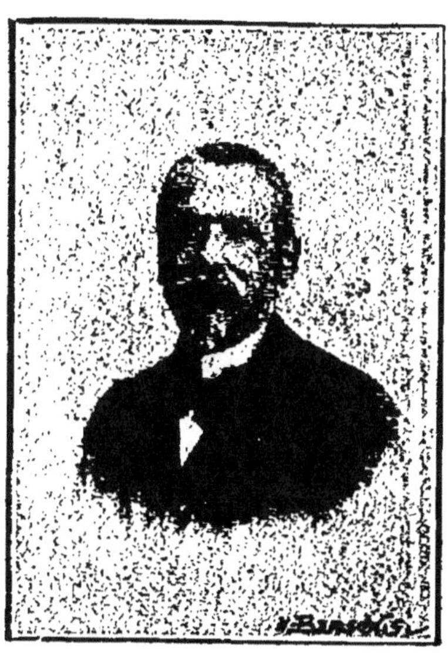

Berthraub.

Né à Prosheim (Bas-Rhin), en 1844. — Interne des hôpitaux de Paris en 1866. Docteur de la Faculté de Strasbourg en 1870, avec une thèse sur la *Septicémie chirurgicale aiguë*. Agrégé de chirurgie de la Faculté de Médecine de Paris (1875). Chirurgien des hôpitaux de Paris (1878). Médecin en chef de la Compagnie P.-L.-M. en 1889. Chevalier de la Légion d'honneur en 1871.

Dr BOISSEAU du ROCHER

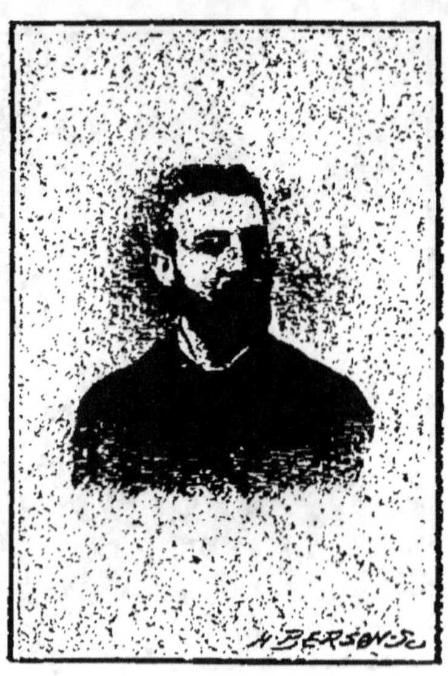

Né à Laval en 1852. Etudie d'abord le droit puis la médecine à Paris. Docteur en 1879. Les sciences physiques l'attirent spécialement et il s'adonne à l'électrothérapie.

En 1885, il communique à l'Académie des sciences et à l'Académie de médecine une série d'études qui sont publiées dans le *Compte rendu des séances de l'Académie des Sciences.* Il invente un *mégaloscope* très ingénieux et qui est entre les mains de tous les spécialistes. Parmi ses nombreuses publications, citons : « Eclairage des cavités et opérations, pile à insufflation (1884). — De la mégaloscopie : système optique nouveau. — Endoscopes à lumière interne (1885). — Traitement électrothérapique de la constipation. — Rétrécissement de l'urètre et de l'œsophage (1886). Endoscopes à lumière externe, urètre, utérus, etc. — Nouvelle pile pour lumière et pour cautères (1892) — Condensateurs à charge et à décharge lentes. — Traitement des affections cutanées par les courants de haut potentiel et de grand débit (1894). — Nouveau cystoscope (1894). — Sycosis ; traitement par l'oxychlorure d'argent électrolytique (1895). — Maladies de l'utérus et des annexes, par l'oxychlorure d'argent électrolytique (1895). — Traitement de la Blennorrhagie chronique par l'oxychlorure d'argent électrolytique (1895). — Courants de haute intermittence ; nouveau générateur.

Dr BONNET (Léon)

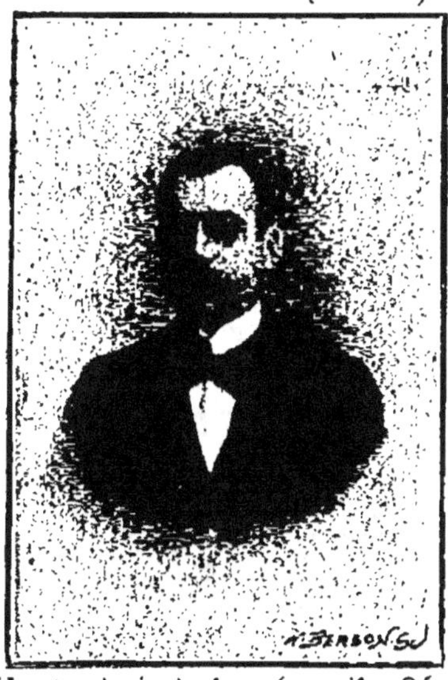

Né au Puy (Haute-Loire), le 26 avril 1860. — Docteur en médecine de la Faculté de Paris en février 1887; Médecin de l'asile de Montredon en 1892. Directeur de *l'Établissement électrothérapique* fondé rue Saint-Lazare par les docteurs Vigouroux et Charcot en 1879 : il entre en 1894 à l'Hôpital International (hôpital Péan) comme chef du service d'électrothérapie. Il est au premier rang des électrothérapeutes et ses recherches originales sur les effets de l'effluve à haute tension, dite statique, recherches entreprises dès 1889 et communiquées à l'Académie de Médecine et à l'Académie des Sciences, en font un précurseur de Roentgen. Elles lui ont permis de créer une méthode nouvelle d'électrisation pour combattre efficacement la neurasthénie, l'arthritisme, les adénites scrofuleuses, et certains états morbides difficilement curables.

Son installation de radioscopie et de radiographie est une des plus complètes et des plus en faveur dans le monde médical.

Le docteur *Léon Bonnet* est, en outre, collaborateur à plusieurs journaux et revues, notamment à la *Revue encyclopédique de Saint-Pétersbourg*. Il dirige lui-même une nouvelle publication, la *Revue des découvertes modernes et de leur application aux sciences médicales*.

Depuis le mois de novembre 1897, des conférences qu'il fait chaque samedi à *l'École pratique de la Faculté* sur les rayons X et la méthode *Roentgen* sont très suivies et très écoutées.

Dr BOUILLY (Georges) ✻. A. ❦.

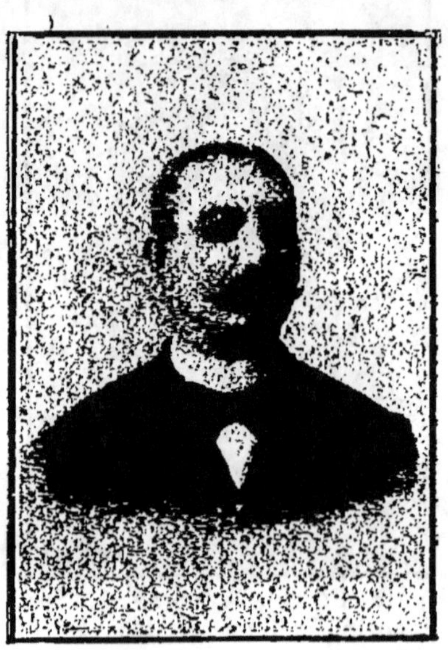

Pirou, boul. St-Germain.

Né à Orléans, le 31 janvier 1848. — Fit ses études au Lycée d'Orléans. Passa sa thèse en 1877 sur les *Lésions traumatiques portant sur des tissus malades.*

Interne au concours en 1869. Chirurgien des hôpitaux en 1878. Professeur agrégé à la Faculté en 1880. Professeur adjoint à la Maternité en 1886 et actuellement chirurgien de l'hôpital Cochin (service spécial de gynécologie). Membre de la Société de Chirurgie. A publié de nombreux travaux sur la chirurgie générale et surtout sur la pathologie externe et abdominale. Auteur du *Manuel de Pathologie externe* en quatre volumes, en collaboration avec MM. Reclus, Kirmisson. Peyrot (IVe volume par le docteur Bouilly : *Membres et organes génitaux*). 5e édition. Chevalier de la Légion d'honneur. Officier d'académie, etc., etc.

Dr BOUKTEIEFF (Basile)

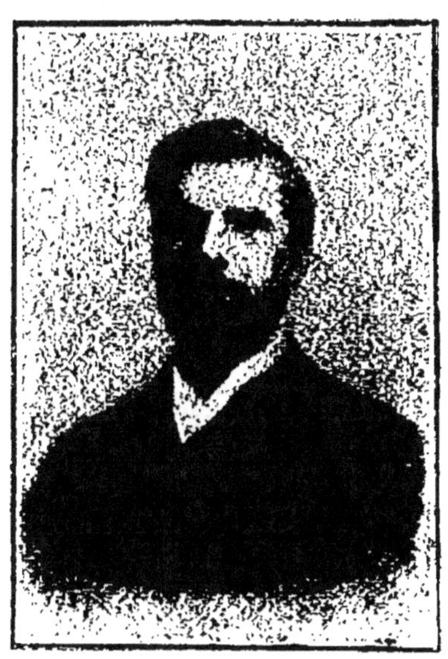

Ogereau.

Né à Nicolaiew (Russie), le 7 février 1862. Fit ses études à Paris et passa sa thèse de doctorat le 10 janvier 1889. Sujet : *Des néphrites*.

Le docteur Boukteieff s'est occupé particulièrement des maladies nerveuses et il a adressé à l'Institut de France et à celui de Saint-Pétersbourg, d'intéressantes communications sur ses découvertes de nervo-phsychose et des rayons X.

Dr BOULOUMIÉ (Pierre)

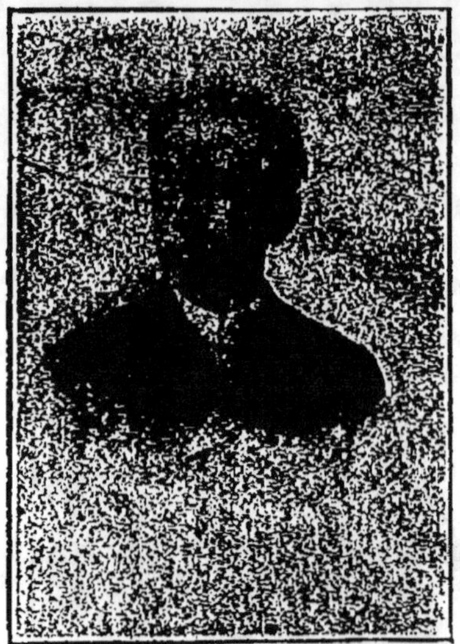

. Numa Blanc.

Né à Toulouse, le 11 décembre 1844. — Docteur en médecine de la Faculté de Strasbourg (1866). Médecin aide-major
et major à l'hôpital St-Martin, à Paris. Démissionnaire en 1874.
Depuis lors, médecin consultant à Vittel. Président de la
Société de Médecine de Paris. Ancien Président de la Société
de médecine pratique et de la Société d'hydrologie médicale
de Paris. Secrétaire général et fondateur de l'Union des
Femmes de France et du Comité central des Œuvres d'assistance par le travail. A publié des travaux sur les maladies
de l'estomac, du foie, des reins, de la vessie, la goutte, l'hydrologie médicale, les maladies évitables, les secours aux
blessés militaires et leur transport, l'assistance par le
travail, l'action et les applications des eaux de Vittel.

Dr BRODIER

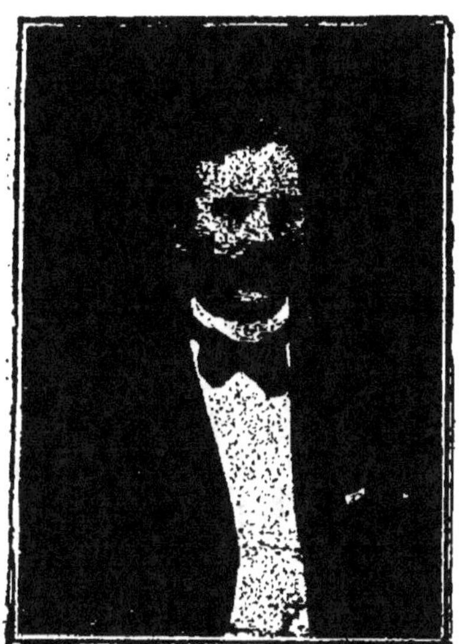

Gerschel.

Né en 1866. — Externe de l'Hôtel-Dieu de Reims en 1886. Externe des hôpitaux de Paris en 1887. Interne des hôpitaux en 1888. Docteur en 1893.

Chef de clinique chirurgicale en 1894.

Profes^r BROUARDEL (Paul) C. ✻. I. ❦.

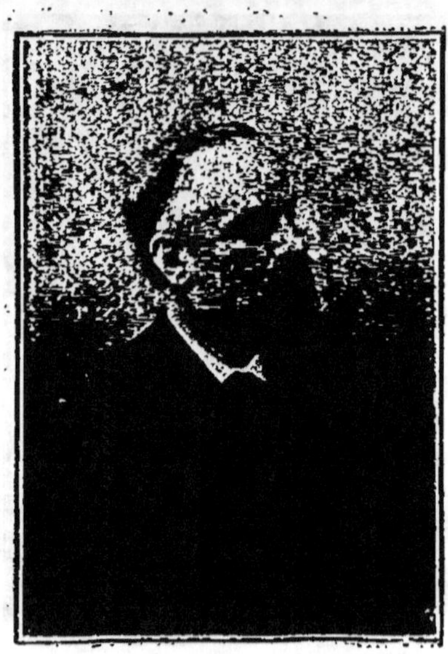

Pirou, boul. St.-Germain.

Né à Saint-Quentin (Aisne), le 13 février 1835. — Une de
nos plus hautes sommités médicales. — Passa en 1865 sa
thèse de doctorat : *De la tuberculisation des organes génitaux
de la femme*. Le nombre de ses ouvrages, qui font autorité
en la matière, est innombrable. Signalons : *Etude critique
des diverses médications employées contre le diabète sucré.
Notes sur la vaccine et la variole. Analyse des gaz du sang.
L'Urée et le Foie. De la température du corps humain et de
ses variations dans les diverses maladies*, etc., etc. Possède
une réputation universelle pour les questions de *médecine
légale* et *d'hygiène*. Titulaire de la chaire de médecine légale.
Fut signalé par ses missions dans les pays contaminés par le
choléra et les brillants mémoires qu'il a publiés sur ce fléau.
Commandeur de la Légion d'honneur. Officier de l'Instruction
publique. Directeur des *Annales d'Hygiène publique et de
Médecine légale*. Membre de l'Académie de Médecine et
Président du Comité consultatif d'hygiène publique. Doyen
de la Faculté de Médecine de Paris. Délégué de France
aux conférences sanitaires de Venise, de Dresde. Membre
du Conseil supérieur de l'Instruction publique et de l'Académie
des Sciences etc.

Dʳ CADIER ✳.

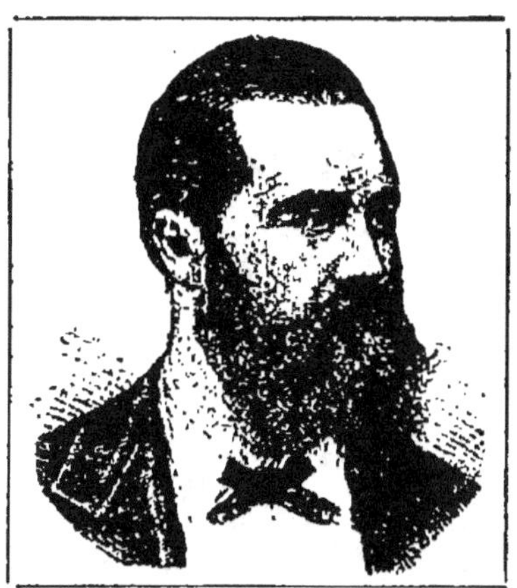

Né à Rennes, le 20 août 1842. — Fit ses études médicales dans cette ville, les continua à Paris où il s'occupa principalement des maladies du larynx. Inventeur d'un laryngoscope présenté à l'Académie de Médecine en 1878 et jugé comme un admirable instrument mis à la portée de tous les praticiens. A publié de nombreux ouvrages parmi lesquels : *Angine scrofuleuse. Phtisie laryngée. De la recherche de l'albumine dans les urines. Traitement de la phtisie laryngée. Traitement des amygdalites chroniques par le galvano-cautère.* Collaborateur des *Annales de laryngologie.* Chevalier de la Légion d'honneur.

Dr CASTEX (André)

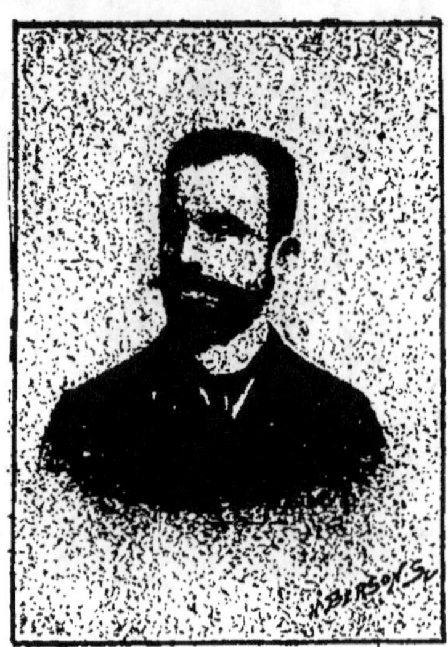

Benque.

Né à Bordeaux le 27 mai 1851. — Interne des hôpitaux de Paris (1876). Docteur en médecine (1881). Prosecteur à la Faculté de Médecine (1883). Chef de clinique chirurgicale à l'Hôtel-Dieu (1887). Chargé de missions dans les Universités d'Allemagne et d'Autriche en 1891. S'occupe spécialement de la pratique et de l'enseignement des maladies du Larynx, du Nez et des Oreilles. Secrétaire général de la Société Centrale d'éducation et d'assistance pour les sourds-muets en France. Principaux ouvrages : *Clinique et thérapeutique chirurgicale des affections de l'arrière-bouche* (1886). *Traitement chirurgical de la tuberculose laryngée* (1892). *Hygiène de la voix* (1894). Articles : *Nez* et *Oreilles*, du *Nouveau traité de chirurgie*, etc.

Dr CAZAUX (J.-M.) ✻. A. ⚜. C. ✻.

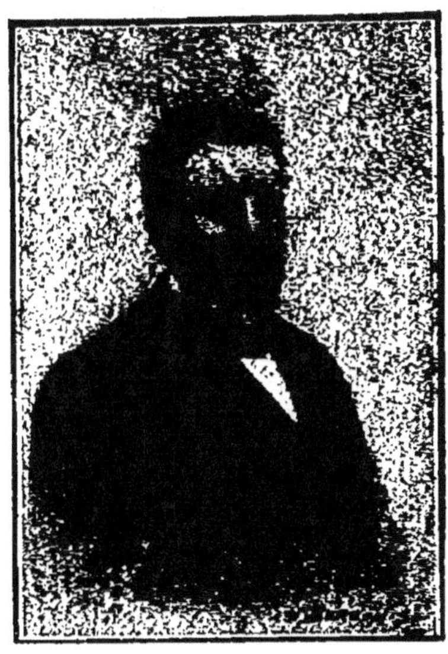

Debas.

Ne à Arudy (Basses-Pyrénées), le 12 octobre 1840. Fit ses études au Lycée de Pau et à l'Ecole de Médecine de Paris. Passa sa thèse en 1867 sur *La Toux et ses indications thérapeutiques.* Avait été externe des hôpitaux, de 1861 à 1864.

A publié de nombreux mémoires sur l'*Hydrologie médicale* (médaille d'argent de l'Académie de Médecine). Membre de plusieurs Sociétés médicales françaises et étrangères. Rédacteur en chef du *Journal médical.* Chevalier de la Légion d'honneur. Officier d'Académie. Commandeur de première classe de l'Ordre d'Isabelle la Catholique

Dr CHAILLOU (Jean-Marie-Albert) A. ⚜.

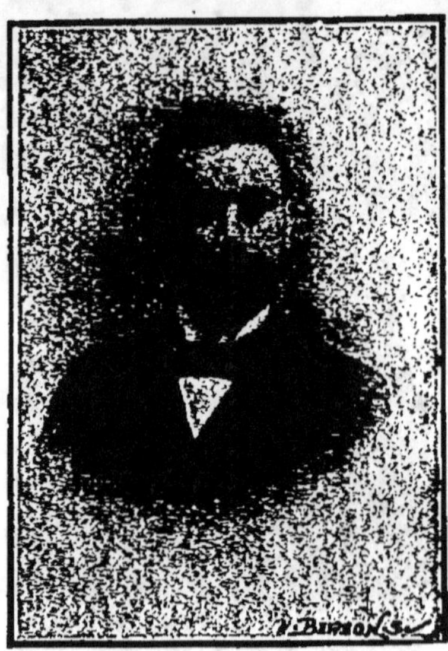

Stebbing.

Né à Parennes (Sarthe), le 21 août 1866. — Reçu externe au concours de 1888 ; interne au concours de 1891. Docteur le 19 mars 1895 avec la thèse intitulée : *Serumthérapie et tubage dans les croups diphtériques*. C'est à la suite de cette thèse que le tubage a été adopté dans les hôpitaux de Paris et a remplacé définitivement la trachéotomie.

Collaborateur du docteur Roux avec lequel il fit le travail sur le sérum antidiphtérique, qui fut lu et publié au Congrès de Buda-Pesth, au mois d'août 1894. Depuis, directeur du service de la rage à l'Institut Pasteur.

En ville, praticien spécialiste. Fait surtout le tubage et soigne les angines diphtériques et les croups. Officier d'Académie, à la suite du travail fait avec le docteur Roux sur le sérum antidiphtérique.

Dr CHAMOIN

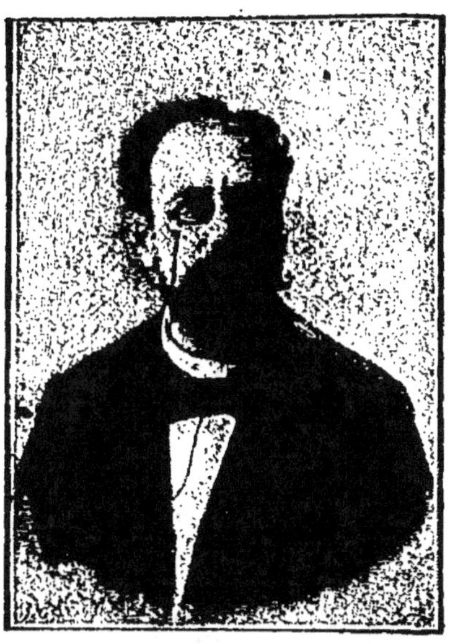

Né le 5 mai 1851, près de Troyes. — Compatriote de M. Casimir Périer, ancien Président de la République, qui l'honore de sa bienveillante sympathie. Quitta Paris pendant la guerre (il était alors élève en médecine de deuxième année), et suivit les cours de la Faculté de Montpellier en même temps qu'il se consacrait aux soins que réclamaient les blessés envoyés des armées de la Loire et de l'Est. Rentré en 1871 à Paris, il passa brillamment le concours des hôpitaux et fut attaché successivement à Saint-Antoine, à Saint-Louis, à Lariboisière, à la Charité et à la clinique des maladies des yeux de l'Hôtel-Dieu. Reçu docteur le 16 mars 1876 avec une thèse remarquable sur le *Traitement des Tumeurs et des Fistules lacrymales*. Publie en 1877 les leçons du professeur Panas sur les *Affections de la glande lacrymale et des voies d'excrétion des larmes*. Depuis un certain nombre d'années, le docteur Chamoin s'occupe spécialement d'*Electrothérapie*, et il possède, à Paris, un cabinet d'électricité médicale admirablement installé. Il s'adonne surtout au traitement des *Affections nerveuses diverses* et des *Maladies des Femmes*. Il a fait au *Congrés de Gynécologie de Genève* (1er septembre 1896), une communication très importante sur le *Traitement électrique des déviations utérines*, en général, et plus particulièrement des *Rétrodéviations*. Prépare un ouvrage sur l'*Electricité appliquée à la médecine avec ou sans le concours des autres moyens de traitement, à la fin du XIXe siècle*.

Dr CHANTEMESSE

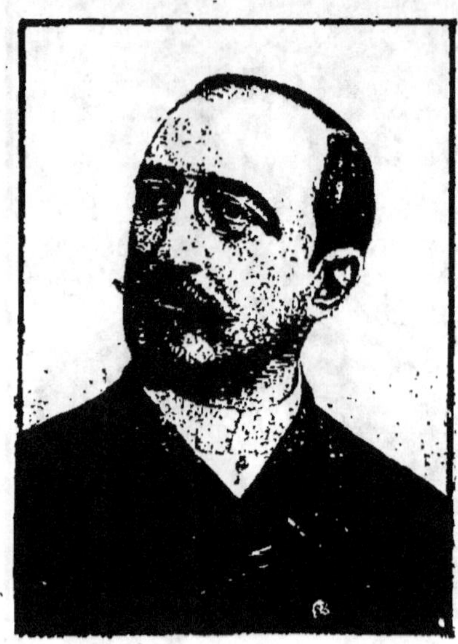

La Famille.

Après de brillantes études faites au lycée du Puy, où il eut pour collègues et amis le docteur *Roux* et le Président *Charles Dupuis*, le docteur *Chantemesse* vint à Paris en 1872, trois ans plus tard il était interne. — Lauréat du concours, il obtint la médaille d'or, et fut nommé médecin détaché au bureau central des hôpitaux.

A la fin de 1885 le docteur *Chantemesse* partit pour Berlin afin d'étudier sur place les découvertes du docteur *Koch* puis rentra à l'*Institut Pasteur* pour y parfaire ses connaissances techniques ; à la suite il devint directeur d'une section de *microbiologie* ouverte aux élèves en médecine.

Parmi ses travaux il convient de noter en première ligne ceux qu'il accomplit sur la *fièvre typhoïde*; l'éminent praticien soumit l'*eau de Seine* à une méticuleuse analyse et découvrit dans cette eau le *microbe de la fièvre typhoïde*.

Le docteur *Chantemesse* a succédé à la *Faculté*, comme professeur de pathologie expérimentale et comparée, au regretté *Vulpian*. — C'est la digne consécration de sa brillante et laborieuse carrière.

Dʳ CHARCOT (J.-B.-Etienne-Auguste)

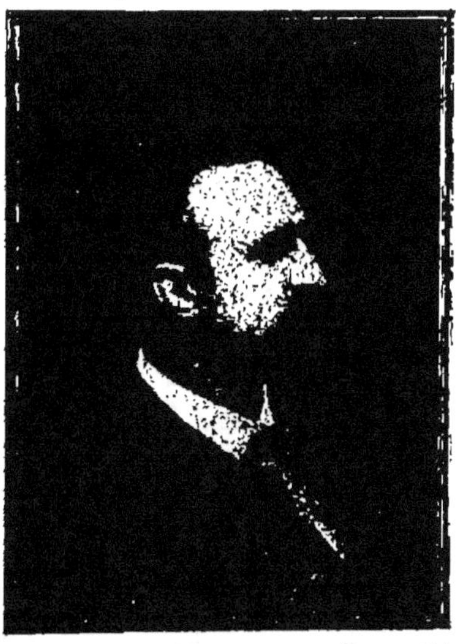

Fils de l'illustre Charcot. le docteur Jean Charcot est né à Neuilly-sur-Seine le 5 juillet 1867. — Fit ses études à l'Ecole alsacienne, puis fut reçu externe des hôpitaux dans les services des docteurs Tillaux et Hanot, et interne en 1890, sous son père, MM. Brissaud et Raymond. Docteur et lauréat de la Faculté de Médecine en 1895, avec une thèse intitulée : *Contribution à l'étude de l'atrophie musculaire progressive,* il devint la même année chef de clinique des maladies du système nerveux à la Faculté de Médecine. On doit au docteur Jean Charcot la publication des *Leçons du Mardi du docteur Charcot* en collaboration avec MM. Blin et Collin. — *Dissociation dite syringomélique dans les compressions et sections des troncs nerveux. — Dysbasies d'origine nerveuse* avec M. Hallion. — *Contribution à l'étude de l'agraphie. — Etude sur un cas de paralysie bulbo-médulaire,* avec M. Marinesco. — *Sur l'aphasie et l'intoxication saturnine* ; des communications sur des sujets nerveux dans la *Médecine moderne* (1895-96) et dans l'*Iconographie de la Salpêtrière,* entre autres un mémoire sur le *Géromorphisme cutané,* maladie dite aujourd'hui « de Charcot et Souquès » et une étude sur les *arthropathies tabétiques.* Il est l'un des collaborateurs assidus et a été le secrétaire des *Archives de neurologie.* Professeur à l'Ecole des Infirmières depuis 1891 et médecin de réserve de la marine. Il a épousé en novembre 1896 la petite-fille de Victor Hugo, réunissant ainsi, par cette union, deux des noms les plus célèbres de nos gloires contemporaines.

Dr CHAUVAU

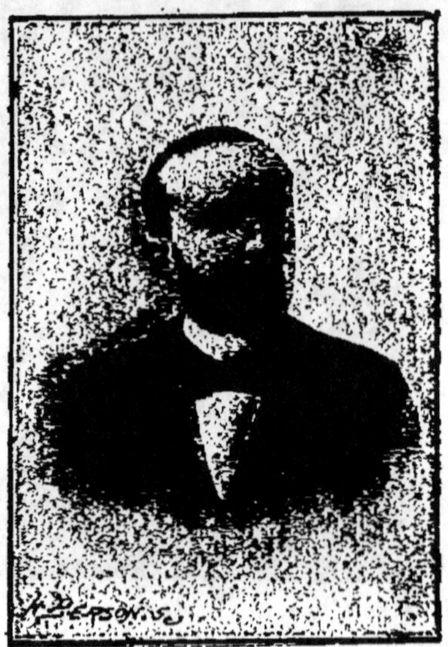

Pirou, boul. St-Germain.

Né en 1861 dans la Côte-d'Or. — Après de sérieuses études médicales générales qui doivent évidemment toujours précéder le choix d'une spécialité, il se sentit particulièrement intéressé par l'étude des maladies du larynx, du nez et des oreilles qui, depuis, l'occupèrent exclusivement. — Docteur en 1888, il fut vite accaparé par sa clientèle. Aussi ses mérites sont-ils plutôt ceux du praticien en contact constant avec ses malades que ceux du publiciste. Toutefois, dans le domaine de sa spécialité, il a fait une série de publications intéressantes.

Dr CHÉRON (Jules) O. ✳.

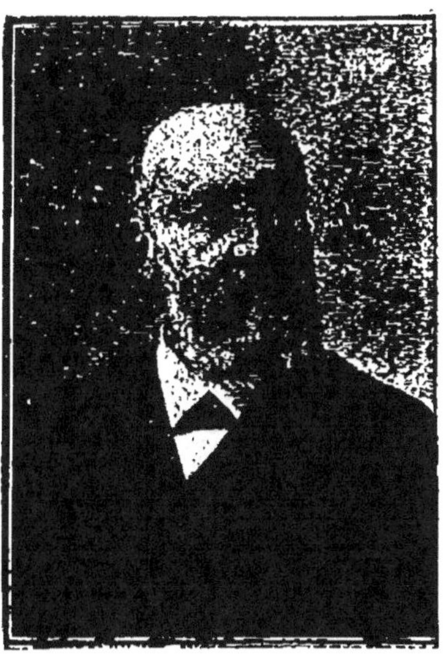

Nadar.

Né à Perigueux, le 8 août 1837. — Fils d'un médecin militaire. Fit ses études médicales à Bordeaux, à Montpellier et à Paris. Docteur en médecine en 1866 et docteur ès-sciences avec une remarquable thèse sur le *Système nerveux des Céphalopodes*. Il refusa la succession de Paul Bert à la Faculté des Sciences de Bordeaux pour se consacrer uniquement à la médecine. Parmi ses travaux, signalons : *L'Intermittence rythmée du courant continu ; La paralysie agitante ; L'Evolution morbide de la muqueuse du canal cervical*, etc., etc. Médecin de Saint-Lazare dont il est le doyen ; il se consacra presque entièrement à la gynécologie ; fonda la *Revue médico-chirurgicale des maladies des Femmes* ; fit un cours libre à la Faculté ; fonda, rue de Savoie, une clinique extrêmement suivie. Mais ce qui contribua le plus à sa haute renommée actuelle, c'est son grand ouvrage sur *Les lois générales de l'hypodermie*. C'est lui qui a introduit dans la pratique médicale les injections sous-cutanées de sérum artificiel dont Luton n'avait fait que donner la formule. Officier de la Légion d'honneur depuis 1878.

Dr CHEVALLEREAU (Armand)

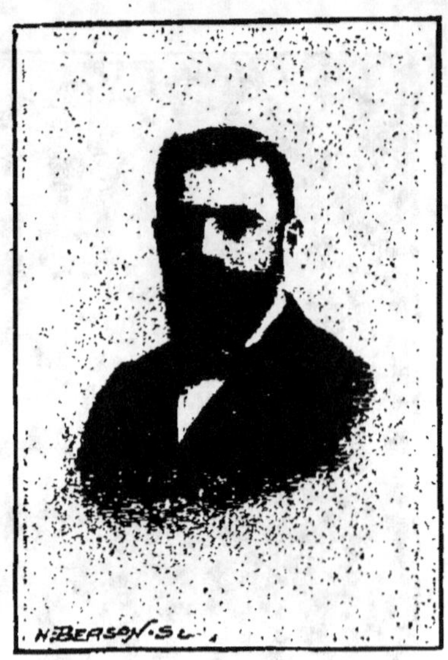

Émile.

Né à Parthenay-le-Comte, le 16 mars 1850. -
Passa sa thèse le 27 décembre 1879, sur : *Les
Paralysies oculaires dans les traumatismes
cérébraux*. Avait été interne des hôpitaux, de 1875
à 1879.

Médecin de la clinique nationale des Quinze-
Vingts. Rédacteur en chef de la *France médicale*.
Spécialiste très consulté pour les maladies des
yeux.

Dr CLADO (Spiro) ✻. O. ✠.

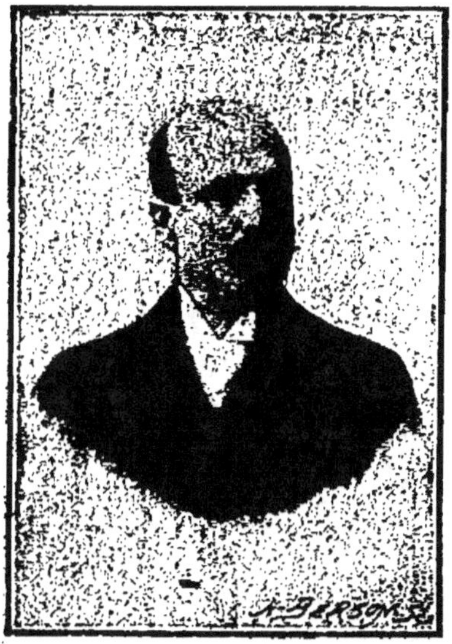

Pirou, B. St-Germain.

Né à Smyrne (Turquie d'Asie) d'une famille dont l'origine remonte au xe siècle. Au xive siècle, les Vénitiens conférèrent le titre de chevalier à cette famille et l'inscrivirent au livre d'or de la noblesse. Le docteur Clado descend en ligne directe de *Clado le Mince*, qui était l'un des dix praticiens envoyés par l'empereur Nicéphore Phocas pour pacifier l'île de Crète. Naturalisé Français depuis de longues années. Successivement nommé au concours externe, interne provisoire et interne titulaire des hôpitaux de Paris et, simultanément, aide d'anatomie, aide de bactériologie, chef de laboratoire, puis chef de clinique à la Faculté, à l'Hôtel-Dieu. Lauréat de la Faculté de Médecine de Paris et de l'Assistance publique. Chef de travaux de gynécologie à l'Hôtel-Dieu. Il a découvert un certain nombre de *bactéries*, parmi lesquelles une porte son nom : *La bactérie de Clado.* En outre, ses recherches ont porté sur l'infection urineuse, l'infection herniaire, la cure de la tuberculose par la chaleur, etc. Son dernier ouvrage comprend 750 pages et traite des *Tumeurs de la vessie.* Parmi ses autres travaux scientifiques qui sont extrêmement nombreux et importants citons : *Bactérie de la diarrhee infantile verte. Amputation vaginale et sus-vaginale du col. Tumeurs de la vessie. Anatomie pathologique*, etc., etc. Médecin de la Légation de Grèce, Officier de l'Ordre du Sauveur. Chevalier de la Légion d'honneur.

Dr COLOMBEL (Félix)

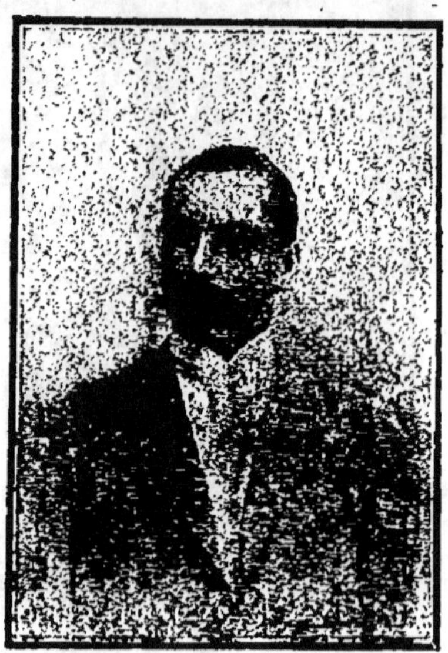

Né à Paris, le 19 avril 1860. — Docteur en 1885. Sa thèse soutenue devant la Faculté de Lyon sur *Une nouvelle méthode d'anasthésie mixte* (atrophine, morphine et chloroforme) lui vaut la note « Très bien » et une mention honorable. En juillet 1885, il est désigné pour aller combattre à l'hôpital militaire de Marseille l'épidémie de choléra et revient en novembre comme médecin stagiaire au Val-de-Grâce. Nommé médecin aide-major en 1886 et médecin-major en 1892, il démissionne en 1895 pour se consacrer à la pratique civile et spécialement au traitement des maladies de l'estomac et des voies respiratoires. Médecin-major de territoriale et médecin du Cercle militaire.

Dr COLONNA-CECCALDI (L.) C.✠.O.✠.✠

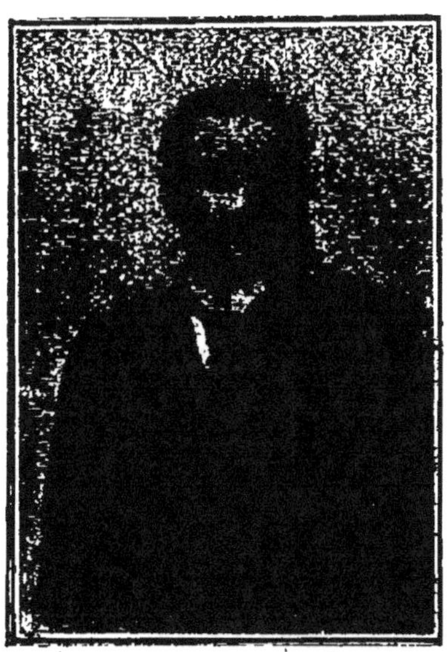

Né à la Seyne (Var). — Fit ses études à Paris.
Interne à l'hôpital Sainte-Anne, de 1873 à 1877.
Docteur du 12 août 1877 avec une thèse : *Contribution à l'étude de la Trépanation dans les lésions
traumatiques du crâne.* Il fut chargé pendant la
guerre Turco-Russe, d'installer èn Russie un
laboratoire Pasteur pour la vaccination contre le
charbon. De 1893 à 1895, il fut également envoyé
en mission. Médecin du Lycée Condorcet. Commandeur du Montenegro. Officier de Sainte-Anne
de Russie et du Medjidié.

Dr COMBE (Anthelme) ✳. I. ⚜.

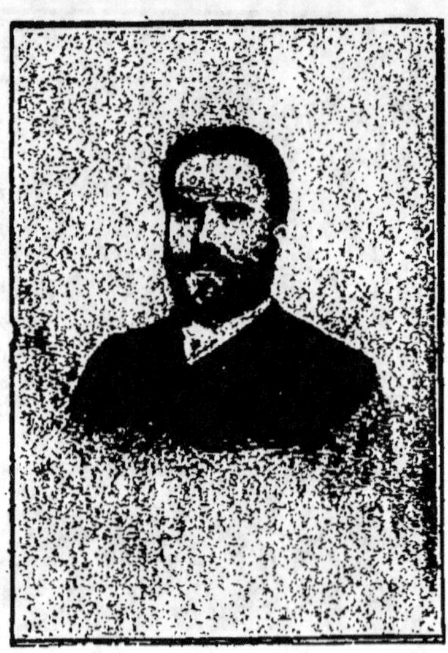

Né le 12 avril 1854. — Thèse en 1879. Suivit successivement les cours et les cliniques spéciales des maladies de la Bouche, du Larynx et du Nez. Fut pendant trois ans chef de clinique du docteur Magitot. Elève de Krishaker. Estimant que les stomatologistes ne devaient pas limiter leurs travaux aux études des maladies des dents et de leurs complications, le docteur Combe s'est occupé aussi de la gorge et du nez. Ses publications scientifiques, ses communications à l'Académie de Médecine et aux Congrès de chirurgie l'ont classé parmi les spécialistes les plus autorisés : *De la greffe dentaire et ses indications. Lésions dentaires et troubles de nutrition chez les morphinomanes* (200 opérations de petite chirurgie de la bouche pratiquées à l'aide de la cocaïne en injections : Kystes, épithéliomas, etc.). *De la curabilité du catarrhe du sinus maxillaire. Corps étrangers du sinus maxillaire. Sinusités maxillaires compliquées de tic douloureux, guérison par la visection de la paroi externe.* (Calcul des amygdales). *Note sur un nouveau procédé de l'application de rayons de Roentgen pour photographier les os de la face et y découvrir la présence des corps étrangers,* etc. Fut chargé à différentes reprises par le Ministre de l'Instruction publique de missions scientifiques en Angleterre et en Allemagne. Le docteur Anthelme Combe est Chevalier de la Légion d'honneur. Officier de l'Instruction publique.

Dr COMPANYO ✻. A. ❁. ✠. ✠. ✠. ✠.

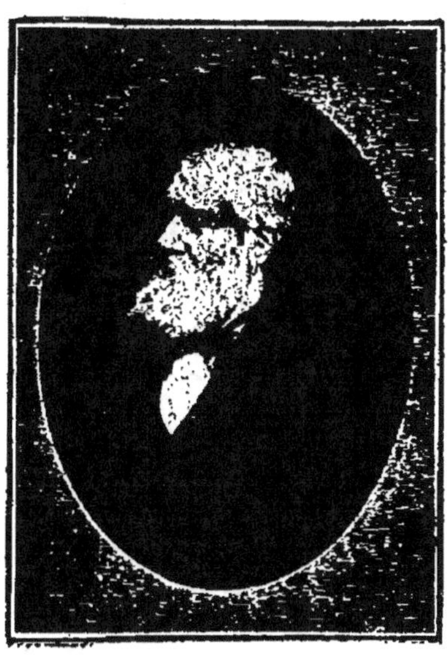

Provost.

Né le 27 mai 1817 à Perpignan (Pyrénées-Orientales). — Docteur en médecine et lauréat de la Faculté de Montpellier avec une thèse sur la *Méningite cérébrospinale épidémique* sévissant principalement sur ° l'armée. — *Chirurgien aide-major* breveté (1844). — *Médecin principal* de la Compagnie du *Canal de Suez* (1860-1870). — *Médecin principal* de la Compagnie de *Panama* (1881-1883) . — *Médecin directeur* de la Maison de santé *Saint-Marcel* (aliénés), rue de Picpus (1885-1886), et... depuis, au repos, quoique valide encore et s'occupant toujours de travaux scientifiques et principalement sur les eaux minérales. Le *docteur Companyo* est chevalier de la Légion d'honneur, officier d'académie et, en outre, décoré de nombreux ordres étrangers et titulaire de médailles d'or et d'argent.

Mme CONTA (Profira) O. ✠.

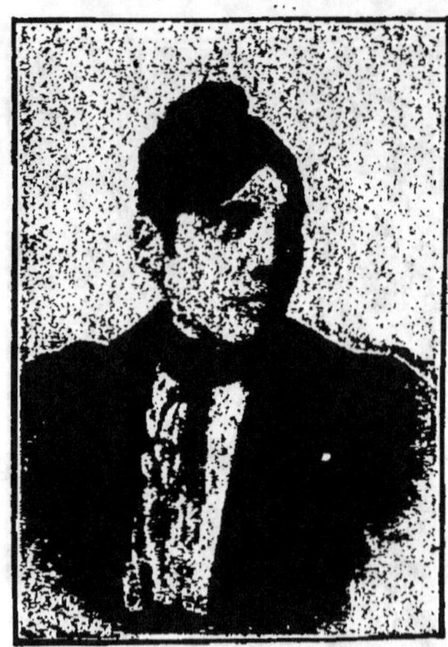

Bascoul

Née en Roumanie, Mme Conța se fit naturaliser Française en 1894.— Elle fit de fortes études et se sentit attirée vers les études médicales auxquelles elle s'adonna complètement. Ses efforts furent couronnés de succès et elle passa une brillante thèse inaugurale de doctorat à la Faculté de Médecine de Paris. C'est dans cette dernière ville qu'elle exerce avec une grande habileté professionnelle. Mme Conta, qui est veuve, a été nommée officier de l'Ordre Roumain *Bene-Merenti*.

Dʳ CORNET (Paul-Marie-Joseph-Elie)

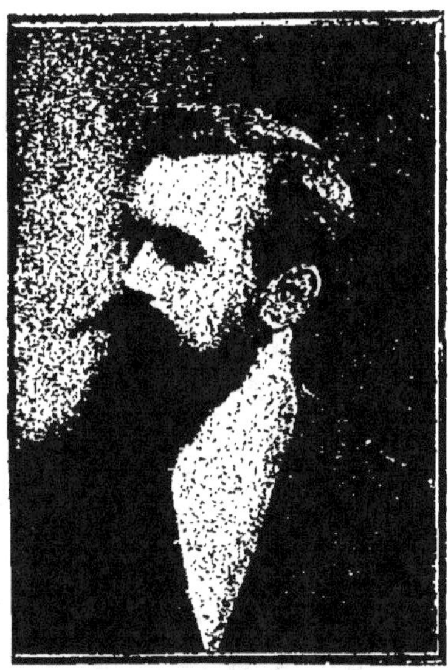

Marius

Né à Paris, le 2 août 1860. — Quitta la France à l'âge de huit ans et suivit sa famille à l'île de la Réunion où il fit de brillantes études. Revint en France et devint en 1884 interne des Asiles d'aliénés de la Seine, puis interne des hôpitaux de Paris et enfin pharmacien de première classe. Reçu docteur en 1889 avec une brillante thèse sur le *Traitement de l'épilepsie par le bromure de camphre, le bromure d'or et la picrotoxine.* S'intéresse particulièrement aux maladies de l'estomac, du foie et de l'intestin. Parmi ses travaux les plus remarqués, citons : *Traité de l'épilepsie. Recherches thérapeutiques sur l'idiotie et l'épilepsie* (en collaboration). *L'art d'administrer les médicaments aux enfants*, etc. Membre de la Société clinique des praticiens de France, de la Société internationale pour l'étude des questions d'assistance. Président de la Crèche municipale de la Salpétrière. Médecin de l'octroi de Paris. Professeur aux écoles d'infirmiers des hôpitaux de Paris.

Profes^r CORNIL (André-Victor) ✳.

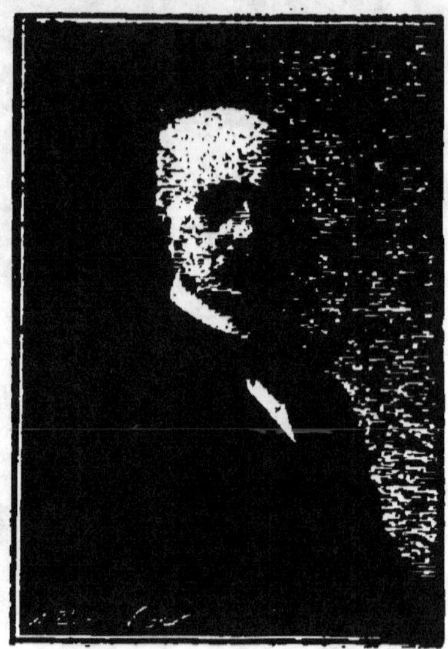

Pierre Petit

Né à Cusset (Allier), le 17 juin 1837. Fils du docteur Félix Cornil qui exerça pendant plus de 50 ans avec le plus grand désintéressement la médecine à Cusset. — M. A. V. Cornil fut nommé, en 1867, chef de clinique, puis agrégé de la Faculté de Médecine en 1869. Il est professeur titulaire d'anatomie pathologique à la Faculté de Paris depuis 1882. Il mène de front la Politique et la Science. — Préfet en 1870, Président du Conseil général de l'Allier depuis 1872, député aux élections de 1876, 1877, 1881, Sénateur en 1885 et réélu en 1893, M. Cornil a soutenu au Sénat plusieurs lois relatives à l'hygiène générale et aux institutions hygiéniques de la Ville de Paris ; les lois sur l'exercice de la Médecine et de la Pharmacie. En Science, il a surtout étudié l'Histologie pathologique et la Bactériologie. Ses principaux ouvrages sont : *Manuel d'anatomie et d'Histologie Pathologique* en commun avec M. Ranvier. *Traité de la Phtisie* avec M. Hérard et *Traité des Bactéries* avec M. Babes. Chevalier de la Légion d'honneur.

Dr de COURTYS c. ✠.

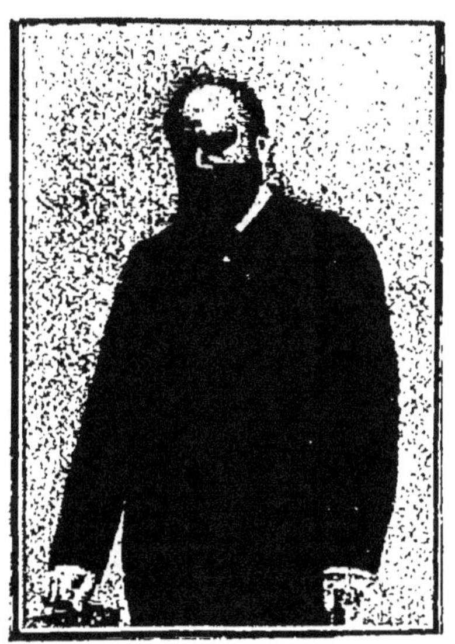

Otto.

Né en 1839 et reçu docteur en 1862. — C'est un des praticiens les plus connus et les plus estimés. Élève de Beau, il s'occupe plus spécialement des maladies de l'estomac. Le docteur de Courtys a obtenu une médaille de bronze des hôpitaux, une médaille d'argent du ministère de la Guerre pour services rendus dans les ambulances pendant la guerre de 1870. Lauréat de la Société d'Encouragement au Bien. Membre de la Société de Médecine et de Chirurgie pratiques. Commandeur de l'Ordre de Charles III, etc.

Dr CUFFER (Paul-Louis) ✳. A. ◐.

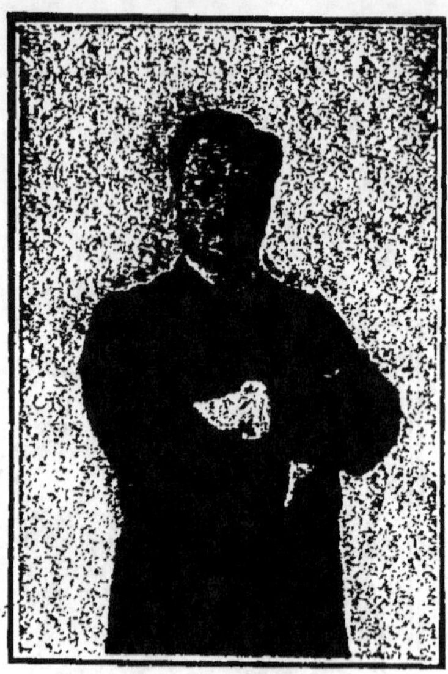

Né à Soissons, le 25 juillet 1849. — Docteur en médecine, médecin des hôpitaux de Paris, médecin en chef du Conseil d'État, médecin de la Comédie-Française, médecin-major de l'armée territoriale, chevalier de la Légion d'honneur, officier d'Académie.

Ancien interne, lauréat des hôpitaux de Paris et de la Faculté de Médecine, il a été reçu le premier au concours de l'Internat en 1873 et a obtenu la médaille d'argent en 1876 et la médaille d'or en 1877. A été nommé chef de clinique médicale de la Faculté de médecine en 1880. Lors de la fondation du dispensaire Furtado-Heine, il y a été désigné comme médecin en chef. Enfin, le docteur Cuffer a été professeur libre de pathologie médicale de l'École pratique de la Faculté de Médecine jusqu'en 1882. Il est médecin de l'hôpital Necker et chargé du cours annexe de clinique médicale à cet hôpital depuis 1895.

Il nous serait impossible de reproduire la liste complète des nombreux mémoires qu'il a publiés. Citons cependant : *Étude générale sur le bruit de galop cardiaque. — Étude sur les souffles extra-cardiaques, sur la gastralgie, sur l'atonie gastro intestinale, sur les faux cancers de l'estomac, sur les altérations du sang dans les maladies du premier âge, sur les traitements de la Tuberculose, sur la dyspnée chez les ataxiques, sur l'appendicite et la péri-appendicite,* etc.

Dʳ CUVILLIER (Henri)

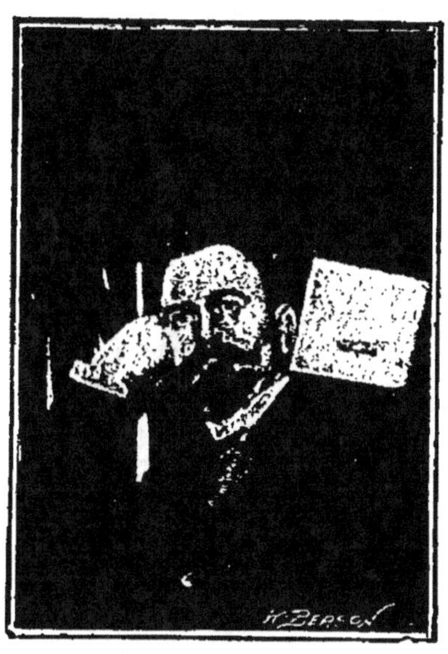

Né à Paris en 1864. — Reçu interne des hôpitaux de Paris en 1887. Passe ses deux dernières annés d'internat à la Clinique des maladies du larynx, du nez et des oreilles de l'hôpital Lariboisière. Dès le début de sa pratique médicale, s'adonne exclusivement au traitement de ces affections. Chargé de missions dans les universités d'Autriche en 1890. Dirige depuis 1892 la consultation des maladies de la gorge, du nez et des oreilles que M. le Professeur Grancher a instituée à sa polyclinique de l'hôpital des Enfants malades, et s'est ainsi acquis dans cette branche de sa spécialité, une compétence toute particulière qui en fait un de nos praticiens les plus recherchés. Parmi ses principaux ouvrages, citons : *Emploi du salol camphré dans les diarrhées. — Laryngites aiguës et chroniques. — Tuberculose laryngée. — Syphilis laryngée. — Cancer du larynx. — Maladie de ménière. — Hyperthrophie des amygdales. — Végétations adénoïdes de l'adulte. — Végétations adénoïdes de l'enfance,* etc

Dr DAGRON (Georges-René)

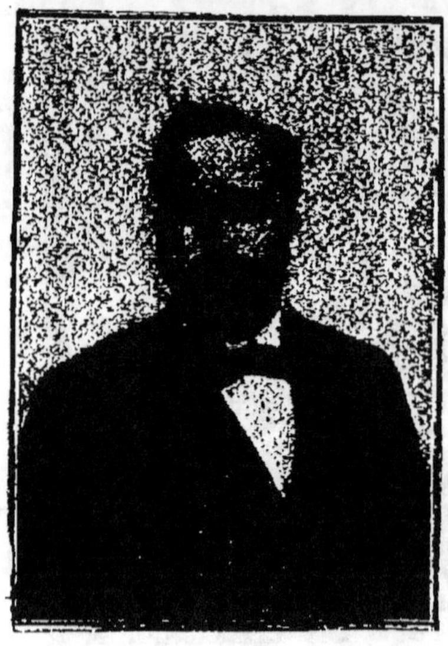

Dagron.

Né à Paris le 17 avril 1861.— Y fit ses études. Interne des hôpitaux en 1886. Aide d'Anatomie en 1888. Passa en 1891 sa thèse de l'*Occlusion intestinale par le calcul biliaire*. Archiviste de la Société anatomique. S'est adonné dans ces dernières années à l'étude du massage médico-chirurgical dans le service de son maître, Lucas-Championnière, à l'hôpital Beaujon, et a publié divers opuscules sur ce sujet : *Traitement des fractures de clavicule. De la luxation de l'épaule*, etc.

Dr DEHENNE ✳. I. ⚜. C. ✠. ✠. ✠

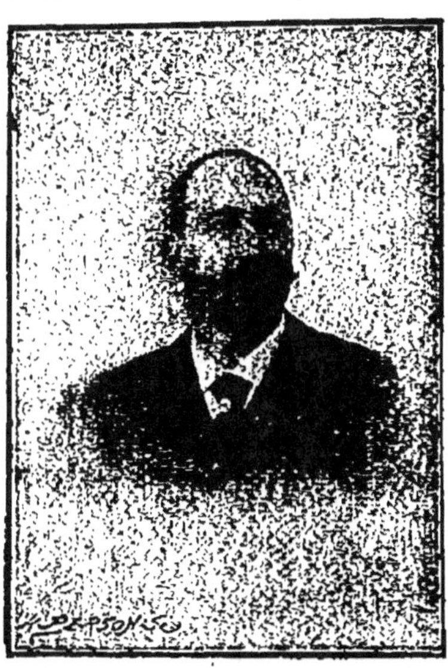

Né à Bourbourg (Nord), le 5 juin 1852. — Un des représentants les plus autorisés de la science ophtalmologique française. Praticien, opérateur et professeur de premier ordre. Après de bonnes études au Lycée de Saint-Omer, le docteur Dehenne se fit inscrire aux cours de la Faculté de Médecine de Paris et fut reçu le premier de sa promotion, au Val-de-Grâce, où il fut successivement préparateur d'anatomie et chef de clinique du service des maladies des yeux.

Sorti lauréat du Val-de-Grâce, en 1876, il passe à l'hôpital militaire de Versailles, puis, donne sa démission de médecin militaire et fonde une clinique ophtalmologique à Versailles et à Paris. A publié de nombreux travaux. Citons : Sa thèse sur les *Explorations chirurgicales inutiles et dangereuses, de la mensuration de la myopie. Rapports pathologiques de l'œil et de l'utérus. — Traitement des maladies des voies lacrymales. — Considérations sur les traumatismes de l'œil, sur l'opération de la cataracte,*etc., etc.

Médecin de l'Opéra, médecin oculiste de l'Opéra-Comique, du Théâtre-Français, du Collège Chaptal, de la Préfecture de Police, des Etablissements pénitentiaires de la Seine, de la Société des Artistes dramatiques, de la Société des Gens de Lettres, etc. Expert près le tribunal de 1re Instance de la Seine et de la Cour d'appel de Paris. Président de la Société médicale du IXe arrondissement. Chevalier de la Légion d'honneur, Officier de l'Instruction publique. Commandeur des ordres de St-Sylvestre, de l'Annam et du Cambodge, etc.

Dr DÉJERINE (Joseph-Jules)

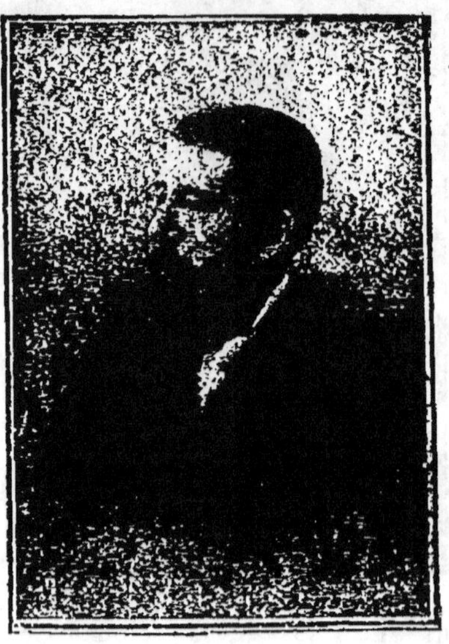

Boissonnas.

Né le 3 août 1849. — Interne des hôpitaux le 23 décembre 1874. Médecin des hôpitaux le 15 juin 1882. Agrégé en 1886.

Parmi ses principales publications, citons : *Recherches sur la dégénérescence des nerfs séparés de leur centre trophique (1875). Lésions du système nerveux dans la paralysie diphtéritique. Altérations des nerfs cutanés chez les ataxiques*, etc.

Dr DELBET (Pierre)

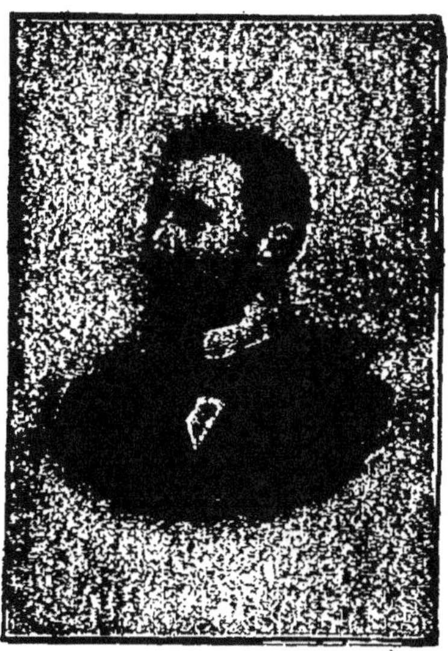

Ogerau.

Externe des hôpitaux en 1884. — Interne [en 1885. Aide d'anatomie en 1886. Prosecteur provisoire à la Faculté en 1887. Prosecteur titulaire en 1888. Docteur en 1889. Chef de clinique chirurgicale en 1891. Lauréat des hôpitaux (accessit de la médaille d'or). Lauréat de la Faculté de Médecine (médaille d'argent). Lauréat de la Société de chirurgie (Prix Gerdy, 1889). Lauréat de l'Académie de Médecine (Prix Laborie, 1891). Vice-président de la Société anatomique (1892-93). Professeur agrégé à la Faculté de Médecine (1892). Chirurgien des hôpitaux en 1893. Ses principaux travaux sont : *Traitement des anévrismes. Maladies des organes génitaux de la femme. Néoplasmes* etc., etc.

Dr DEMARS (Achille)

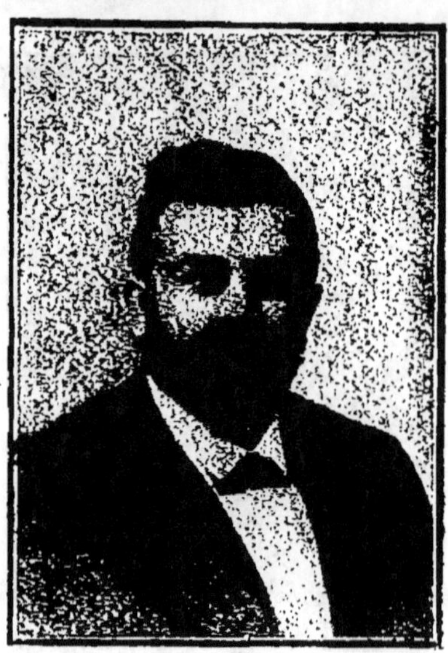

Né à Paris, le 11 octobre 1858. — Après de brillantes études au Lycée Louis-le-Grand, fait ses études médicales à Paris. Docteur en médecine en 1889. Interne des hôpitaux en 1884. Lauréat de la Société de chirurgie (Prix Demarquay), en 1887. A publié de nombreux mémoires de chirurgie pratique et en particulier sur la Tuberculose. A collaboré aux *Annales de la Tuberculose*, sous la direction du professeur Verneuil. A fait aussi, en collaboration avec le docteur Fère, le *Traitement du Vertige de Menière*, pendant son passage chez le professeur Charcot.

Sa thèse sur le *Traitement chirurgical des kystes du foie* a décrit un nouveau procédé de la double sonde. A présenté un travail sur le procédé du professeur Lannelongue sur la *Cure radicale des Hernies par le chlorure de zinc.*

Dr DEMOULIN (A.)

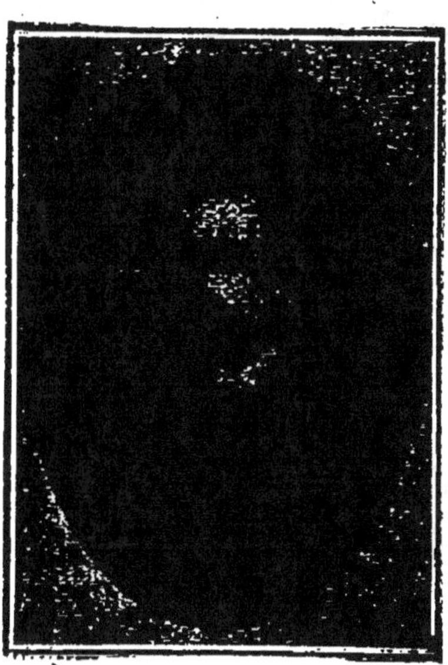

Externe des hôpitaux de Paris en 1882. — Interne provisoire en 1883, titulaire en 1884. Aide d'anatomie en 1885.
— Prosecteur des hôpitaux en 1887. — Docteur en 1888. —
Chef de clinique chirurgicale de la Faculté en 1892. — Lauréat des hôpitaux (1885. accessit de la médaille d'argent).
— Lauréat de la Faculté de Médecine (Prix de thèses,
médaille d'argent 1888). — Membre de la Société anatomique
(1889). — Chirurgien des hôpitaux en 1896. — Ses princi
paux travaux sont : *De l'ortéomyélite chronique d'Eurblée*
(Th. inaug. Paris 1888). — L'article *Fractures*, publié dans
le *Traité de chirurgie de Duplay et Reclus*, en collaboration
avec le docteur Richard — le *Manuel de diagnostic chirurgical* (traduit en espagnol), avec la collaboration du Professeur Duplay et du Docteur Rochard. — *Des kystes séreux
congénitaux de l'aisselle*, (Paris, Steinhel, 1892) etc.

Dr DREYFUS-BRISSAC ✳.

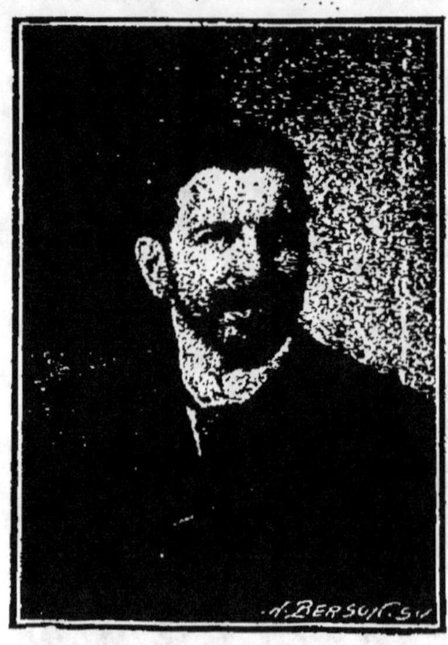

Gerschel

Né le 3 février 1849 à Strasbourg. — Interne des hôpitaux de Paris en 1873. Docteur en 1878. Chef de clinique de la Faculté en 1879. Médecin des hôpitaux en 1880. Actuellement médecin à l'hôpital Lariboisière. En dehors de nombreux articles et revues critiques parus dans la *Gazette hebdomadaire*, a publié les ouvrages suivants : *De l'asphyxie non toxique. Traitement du Diabète. De la Phtisie aiguë* (en collaboration), etc. Comme membre du Conseil supérieur de l'Assistance publique, a pris une part active à l'élaboration de la loi sur l'Assistance médicale gratuite. Chevalier de la Légion d'honneur.

Dr DROMAIN (Jules-Edouard) A. ✠. ✠. ✠.

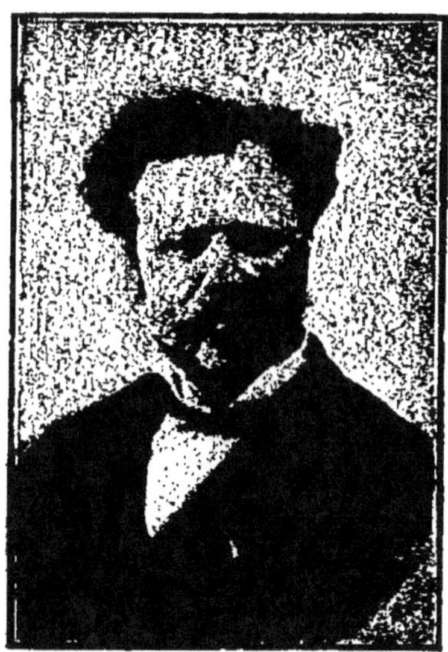

Né à Paris en 1853. — Commença ses études médicales pendant la guerre de 1870-71 dans le service des ambulances de la Ville de Paris. Dès l'âge de 24 ans, il était reçu docteur en médecine, après une thèse remarquable sur les *Déchirures du périnée pendant l'accouchement.*

Partisan absolu de la vulgarisation de l'hygiène pratique et usuelle, le docteur Dromain a fait de nombreuses conférences sur l'*Hygiène des écoles*, et a organisé, comme professeur libre, un concours sur l'*Hygiène des professions* et sur l'*Histoire naturelle appliquée à l'hygiène.* Parmi ses nombreuses publications, nous devons citer : l'*Hygiène des nouveau-nés*, ouvrage couronné par la Société française d'hygiène. Le *Guide du Vaccinateur*, en collaboration avec le docteur de Pietra-Santa et qui a eu l'honneur d'être traduit dans toutes les langues. On doit aussi au docteur Dromain une étude sur le *Rhumatisme cérébral*, publiée dans la *France médicale.*

Officier d'Académie. Décoré de l'Ordre de Charles III d'Espagne et du Nicham Iftikar de Tunisie.

Dr DUBARRY (Alphée)

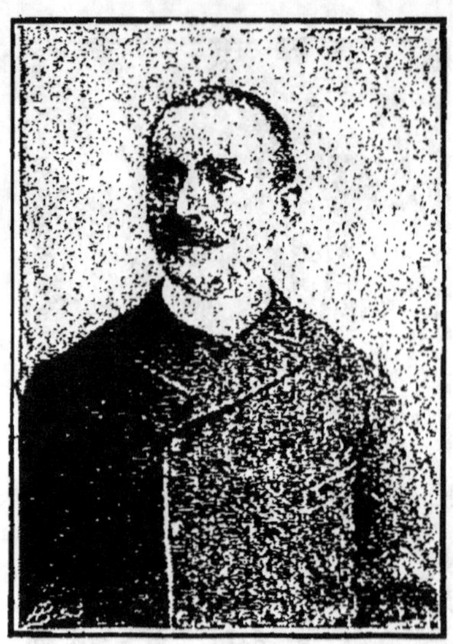

Pirou, boul. St-Germain.

Né à Antist (Hautes-Pyrénées) le 18 juillet 1855. — Passa en 1889 sa thèse de doctorat : de la *Durée de la vie des microbes pathogènes dans l'eau*. Fut interne des hôpitaux en 1885 et obtint la médaille d'argent de la Faculté, pour sa thèse remarquable.

Dr DUCOR I. ⚜.

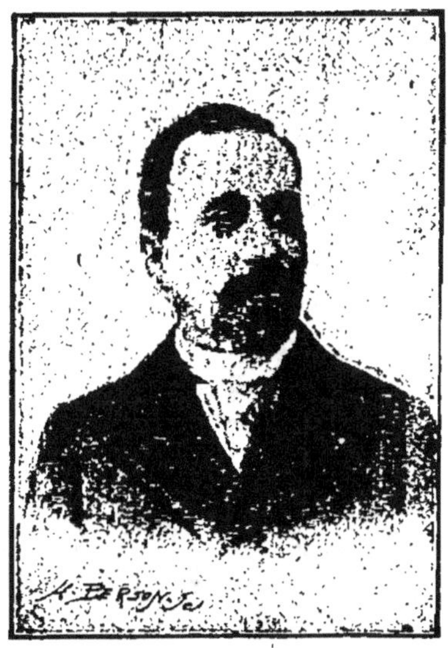

Pirou, boul. St-Germain

Passa en 1879 sa thèse qui lui mérita une mention honorable. Sujet : « *Rétroversion utérine pendant la grossesse.* » Secrétaire général de la Société médicale du XVII° arrondissement. A publié un important travail sur la *Contagiosité de la Tuberculose.* C'est le docteur Ducor qui a fait connaître le premier cas reconnu en France d'Actinomycose néophasique limitée. La malade, atteinte depuis huit années, avait été soumise à l'examen de nombreux médecins qui, tous, avaient cru à un cancer. Elle est actuellement guérie. Officier de l'Instruction publique.

Dr DUMONTPALLIER O. ❋.

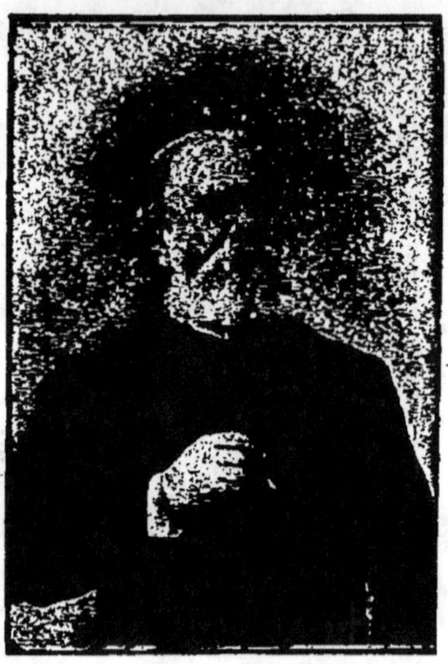

Gerschel.

Un des doyens les plus estimés du corps médical. Interne
de 1853 à 1856. Lauréat des hôpitaux. Docteur en 1857, avec
une thèse sur l'*Infection purulente et l'infection putride à la
suite de l'accouchement*. Chef de clinique en 1861 à la Faculté, il collaborait aux deux éditions de la clinique médicale
de l'Hôtel-Dieu de Paris, du professeur Troüsseau. Il faisait
à l'Ecole pratique un cours de pathologie interne et en 1866,
il était nommé médecin du Bureau central des hôpitaux. En
1857, il obtenait le prix Montyon ; en 1875, il obtenait un
prix de l'Académie de Médecine, pour un mémoire sur l'étude
des *Anomalies de l'éruption vaccinale*. Il présentait encore,
après cela, des mémoires remarquables à l'Académie de
Médecine, qui l'accueillit dans son sein en 1892. Médecin
honoraire de l'Hôtel-Dieu. Président de la Société d'hypnologie et de psychologie. Secrétaire général de la Société de
biologie. Officier de la Légion d'honneur.

Profes^r DUPLAY (Simon-Emmanuel) O. ✳.

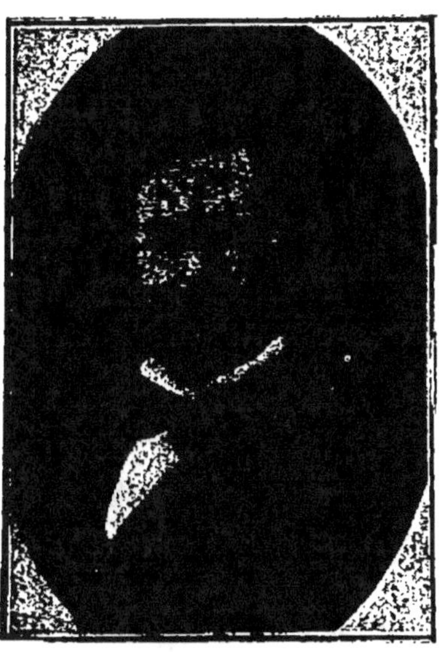

Né à Paris, le 10 septembre 1836. — Interne des hôpitaux
en 1858, aide d'anatomie en 1862. Il passa son doctorat avec
une thèse qui lui fit décerner le prix Barbier. Successivement prosecteur de la Faculté, agrégé en 1866, chirurgien
du Bureau Central en 1867, il a été attaché aux hôpitaux de
Lourcine, de St-Antoine, de St-Louis, de Lariboisière, de
Beaujon. Professeur à la Faculté de Médecine en 1880, il
occupa d'abord la chaire de Pathologie chirurgicale, puis
celle de médecine opératoire et enfin celle de clinique chirurgicale. C'est à ce dernier titre qu'il passa successivement à l'hôpital de la Charité, puis à l'Hôtel-Dieu où il est
actuellement. Le docteur Duplay est membre de la Société de
Chirurgie, de la Société Anatomique et a été élu, en 1879,
membre de l'Académie de Médecine. Il dirige depuis 1867
la partie chirurgicale des *Archives générales de médecine*.
Parmi de nombreux travaux que le docteur Duplay a publiés,
citons : *Des collections séreuses et hydatiques de l'aine. De
la Hernie ombilicale. Traité élémentaire de pathologie
externe.* Collaborateur au *Grand traité de chirurgie*, il a,
en outre, publié des *Conférences de clinique chirurgicale*
faites à l'hôpital St-Antoine et à l'hôpital St-Louis. Signalons
enfin sa technique des moyens de diagnostic et de traitement
des maladies des oreilles et des fosses nasales (1889) et sa
technique des moyens de diagnostic et de traitement em-
ployés en gynécologie (1890) Officier de la Légion d'honneur.

Dr DURAND-FARDEL (Raymond) I. 🏵.

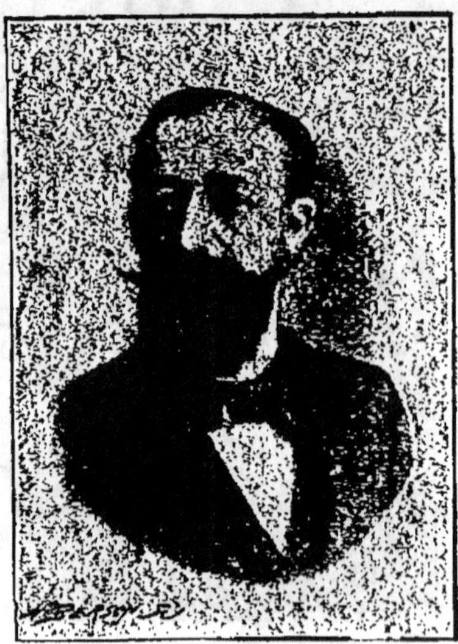

Chardonnet.

Né à Paris, le 30 novembre 1853. — Préparateur au Laboratoire d'anatomie pathologique de la Faculté en 1886, année au cours de laquelle il passa sa thèse sur la *Tuberculose du rein* qui lui valut la médaille d'argent. Il avait été interne des hôpitaux en 1882. Chef de clinique médicale à l'Hôtel-Dieu (1889). Secrétaire général de la Société d'Hydrologie de Paris. Rédacteur des *Annales d'hydrologie*. Médecin consultant aux eaux de Vichy. Le docteur Durand-Fardel a publié des travaux importants sur l'*Anatomie pathologique*, les *maladies de l'estomac* et l'*Hydrologie*. Officier de l'Instruction publique.

Dʳ FAURE-MILLER (John) ✻. I.◯.

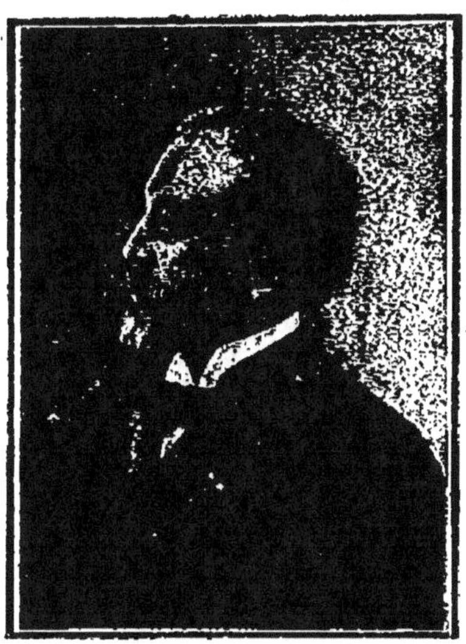

Nadar.

Docteur de la Faculté de Paris depuis 1870.
Médecin de l'hôpital Richard-Wallace. Officier de
l'Instruction publique. Chevalier de la Légion
d'honneur.

Dr FERRIER (Jules-Emile)

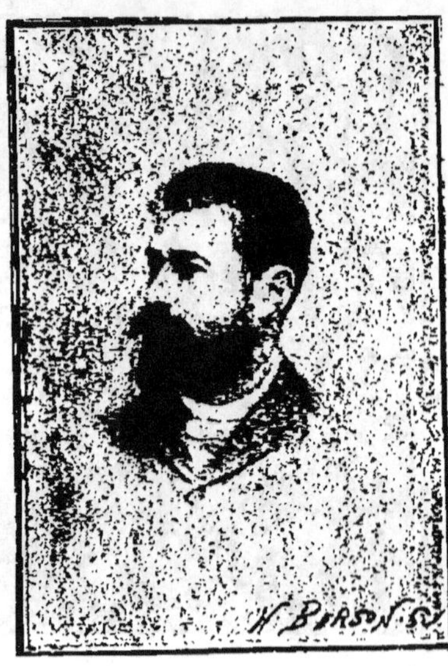

Dagron.

Né à Montenoison (Nièvre) le 23 septembre 1855. Fit ses études classiques au lycée de Nevers et ses études de médecine à Paris. Passa, en 1884, sa thèse de doctorat : *Des névralgies réflexes d'origine dentaire*. Il avait été externe des hôpitaux en 1879, 1880 et 1881. Dentiste des hôpitaux depuis 1887 (Hôpital Lariboisière). Dentiste de la clinique stomotologique de l'Hospice des Quinze-Vingts. Il a publié un assez grand nombre de travaux parmi lesquels : *De l'air chaud en thérapeutique dentaire ; du traitement de l'arthrite alvéolaire du sommet* et d'autres études sur les affections buccales ou dentaires

Dr FLOERSHEIM (Léon)

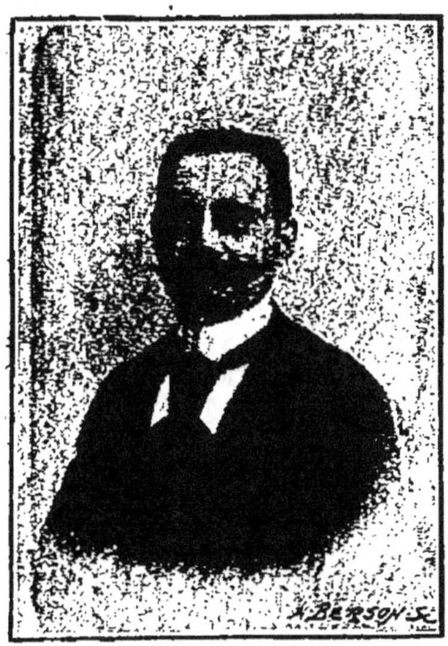

Falkenstein.

Né à Besançon. — Ancien interne des hôpitaux de Besançon ; interne des hôpitaux de Paris en 1892. Passa sa thèse
sur le *Traitement opératoire de l'hypertrophie de la prostate*.
S'occupe plus particulièrement de chirurgie. Secrétaire de la
rédaction de la Revue générale de clinique et de thérapeutique.
A publié un grand nombre d'articles chirurgicaux. Citons
parmi ses travaux : Fongus tuberculeux du testicule. Castra-
tion. Ictère chronique simulant une infection d'origine intestinale et dû à un cancer du pylore et de la tête du pancréas.
Fongus de la dure-mère cranienne ayant les caractères d'un
épithélioma tubulé et secondaire à un ancien cancer du sein.
Noyaux cancéreux dans la peau, les poumons et les plèvres.
Kyste chyleux du mésentère simulant une occlusion intestinale. Kyste hématique volumineux de la capsule surrénale.
Traitement de l'hydrocèle vaginale. Diagnostic et traitement
des pyélo-néphrites. Fistule du canal de Stenon d'origine
traumatique. Traitement par le procédé de la ponction unique.
Méthode de Maunsell pour l'anastomose intestinale, avec le
résumé des cas traités. Les myômes du tube digestif.

Dʳ FORT (Joseph-Auguste) C. ✠. O. ✠. ✠.

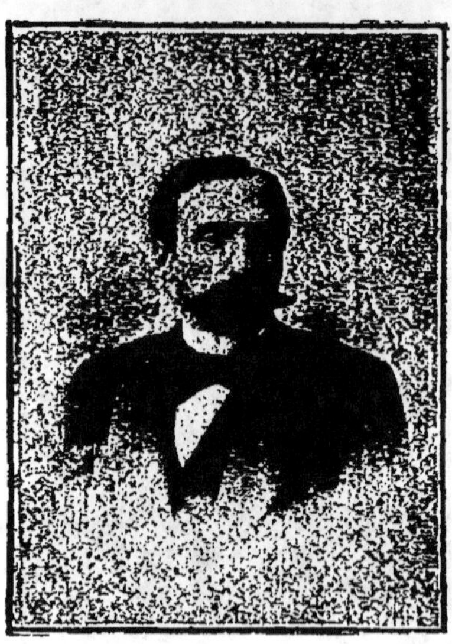

Né à Mirande (Gers), le 19 octobre 1845. — Fit à Paris ses
études classiques, puis celles de médecine et de pharmacie
conjointement. Interne en pharmacie et en médecine de 1864
à 1869, il fut reçu docteur en 1873 avec une thèse d'un grand
intérêt sur la *Névralgie lombo-abdominale, compliquant les
maladies utérines.*

Ses travaux et découvertes scientifiques portèrent loin sa
réputation et le renom de notre patrie.

A citer de ses principaux ouvrages : *Anatomie descriptive
et Dissection avec figures* (1863, 3 vol., 5ᵉ éd., 1893) ; *Traité
élémentaire d'histologie* (1863, 2ᵉ éd., 1872) ; *Manuel d'Anatomie* (1865, 7ᵉ éd., 1897) ; *Traité de pathologie externe*
(1864, 2 vol., 2ᵉ éd., 1872) ; *Des difformités des doigts et leur
traitement,* thèse d'agrégation (1868) ; *Traité élémentaire de
physiologie* (1875, 1 vol.) ; *Cours de médecine opératoire*
(1873) ; *Atlas d'anatomie chirurgicale,* avec figures (1892) ;
Traitement de rétrécissements par l'électrolyse linéaire (1894),
suivant une méthode nouvelle mise en pratique non seulement à Paris, mais en Amérique, Buenos-Ayres, Mexico,
Montréal, New-York, etc.

Le Dʳ J.-A. Fort a fondé le *Paris Médical* qu'il a dirigé de
1870 à 1880. Il publie depuis 1890 la *Revue chirurgicale,* bi-
mensuelle.

Commandeur du Christ du Portugal, Chevalier de la Rose
du Brésil, Officier du Medjidié, Officier de l'Osmanié et du
Soleil de Perse, M. le Dʳ Fort est décoré d'un grand nombre
d'ordres étrangers.

Dʳ GARRIGOU-DESARÈNES ✳. A. ❀.

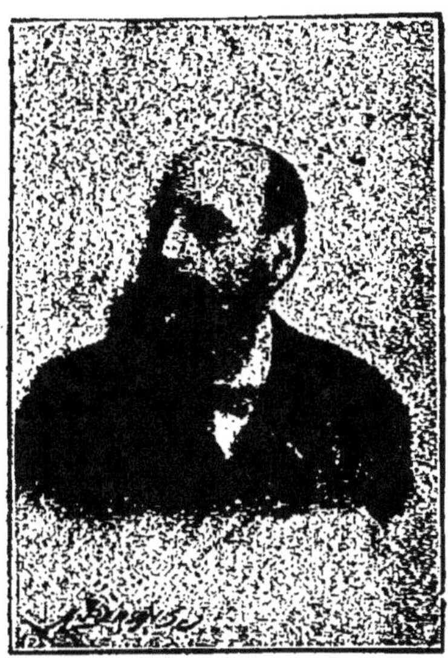

Ogerau.

Né à Limoges, le 21 juin 1832. — Fils d'un professeur de
philosophie du Lycée. Fit ses études à Paris. Docteur en
médecine en 1859. Elève dans les hôpitaux, des docteurs
Denonvillers, Velpeau, Moissenet. Il travailla avec le docteur
Triquet, professeur libre d'otologie, et commença à s'occuper
spécialement des maladies des oreilles, du nez et de la gorge
dès 1863, époque à laquelle il fonda sa clinique. En 1865, il
fit connaître un nouveau procédé de cathétérisme de la trompe
d'Eustache, de nombreux instruments et des méthodes nou-
velles destinés aux traitements des maladies des oreilles et
du nez. Il publia en 1873 les résultats de plusieurs trépana-
tions de l'apophyse mastoïde. Mais ce qui attira principalement l'attention du monde médical, c'est son ouvrage sur le
*Catarrhe chronique hypertrophique et atrophique des fosses
nasales*, par la galvano-caustique chimique (Electrolyse), procédé qu'il employa le premier, dans ces affections, comme le
prouve sa communication à l'Académie de Médecine (mars
1884). Chevalier de la Légion d'honneur. Officier d'Académie.

Dr GASTOU (Paul-Louis)

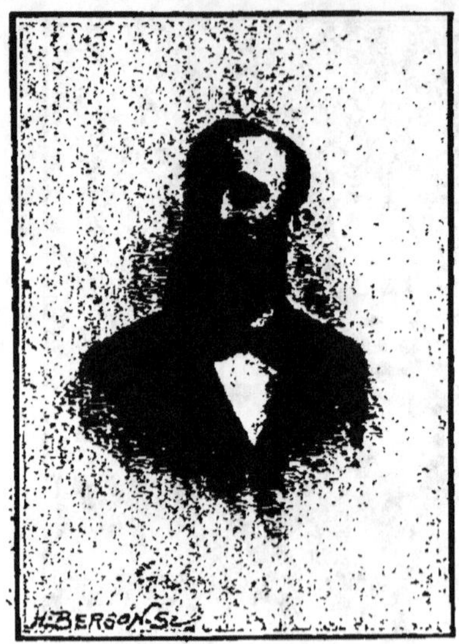

Wyss.

Né à Philippeville (Algérie) le 7 [mars 1864, le docteur Gastou fit ses études à Paris. Il passa sa thèse en 1893, avec ce sujet : *Du foie infectieux*.

De 1889 à 1893, il avait été interne des hôpitaux. Il est actuellement chef de clinique de la Faculté, à l'hôpital Saint-Louis.

Dr GEOFFROY (Jules)

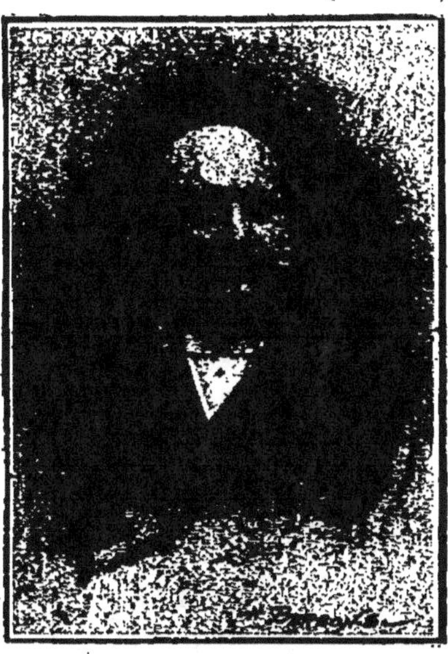

Né à Paris, le 17 mars 1849. — S'est d'abord livré à des travaux d'érudition pure et d'histoire médicale, comme en font foi sa thèse couronnée par la Faculté de Paris, sur l'*Anatomie et la physiologie d'Aristote* (1878), et un intéressant mémoire sur la *Connaissance et la dénomination des couleurs dans l'antiquité classique*, publié dans les mémoires de la Société d'Anthropologie de Paris (1879-1882). Parmi les questions d'intérêt professionnel dont il a approfondi l'étude, il faut citer un très remarquable rapport sur la *Révision de la législation médicale* (1882), qui a été le point de départ et la base du projet de loi Chevandier, et qui renferme un historique très intéressant des différentes législations médicales de 1789 à nos jours. Adonné tout spécialement à l'étude des maladies des organes de la digestion. il a publié, en 1883, un travail sur la *Typhlite et la Pérityphlite* dans lequel il devançait les idées actuelles sur l'intervention chirurgicale dans ce genre de maladie. Aux Congrès de médecine interne de Bordeaux et de l'Association pour l'avancement des sciences (1895), il a fait des communications très importantes sur *le massage considéré comme méthode de diagnostic et de traitement dans les affections du tube digestif; et sur le diagnostic et le traitement du spasme et de la contracture du tube digestif*. Au congrès de Moscou (1897), il a présenté deux mémoires remarqués sur le *Rôle du spasme et de la contracture dans les affections du tube digestif*, et sur *la guérison rapide des vomissements de la grossesse par un massage abdominal pratiqué sous forme de palpation prolongée*. Il est président honoraire de la Société médicale des Praticiens.

Dr GILBERT

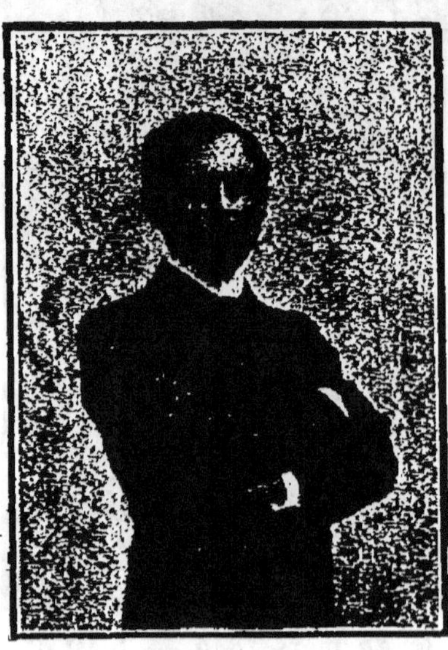

Né à Busancy (Ardennes), le 15 février 1858. — Actuellement médecin à l'hôpital Broussais. Professeur agrégé à la Faculté depuis 1889. Chef du laboratoire de thérapeutique à la Faculté. Il fut interne des hôpitaux en 1880. Médaillé d'or des hôpitaux, il en devint médecin en 1887 ; il fut notamment médecin à l'hôpital Tenon. Membre de la Société Anatomique, de la Société Clinique, de la Société de Dermatologie et de Syphiligraphie, de la Société Thérapeutique, de la Société Médicale des hôpitaux, de la Société de Biologie. Il a été trois fois lauréat de l'Assistance publique, de la Faculté de Médecine et de l'Académie de Médecine. Nommé par le gouvernement membre et secrétaire de la Commission du Codex. Il en a rédigé le supplément paru en 1895. Au point de vue de l'enseignement, le docteur Gilbert s'est, en outre, fait apprécier par maintes conférences. Co-directeur, avec M. Brouardel, du Traité de Médecine et de Thérapeutique en 10 volumes. Successeur de Dujardin-Beaumetz à la direction du formulaire de thérapeutique. Auteur d'un travail sur *Les Maladies du sang*. Auteur avec M. Hanot d'un travail sur *Les Maladies du foie* ; il est de plus l'auteur de publications très nombreuses sur la Clinique et l'Anatomie pathologique, la Bactériologie, la Pathologie expérimentale et comparée, la Thérapeutique.

Dr GIRAUDON (Pierre)

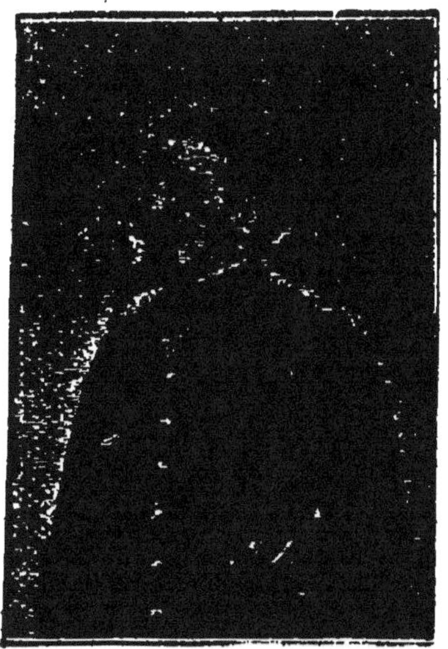

Phot. du Globe.

Né à Avignon. —Fit ses premières études médicales à Lyon où il fut successivement élève d'Ollier, de Poncet et de Lépine. Président de l'association des étudiants de cette ville, il reçut en cette qualité le ministre de l'Instruction publique et prononça devant lui un remarquable discours sur la question, alors à l'étude, de la création des Universités. Ensuite élève de l'Ecole de médecine navale de Rochefort, et démissionnaire pour raisons de famille, il vint terminer ses études près la Faculté de Paris. Après deux années d'internat à Versailles, il fut reçu docteur avec une thèse brillante, toute d'études et d'expériences personnelles, sur un *Nouveau traitement des brûlures par le Thyol*. Est aujourd'hui un des jeunes spécialistes parisiens les plus appréciés en gynécologie et en accouchement.

Dr GORNARD (de Coudré)

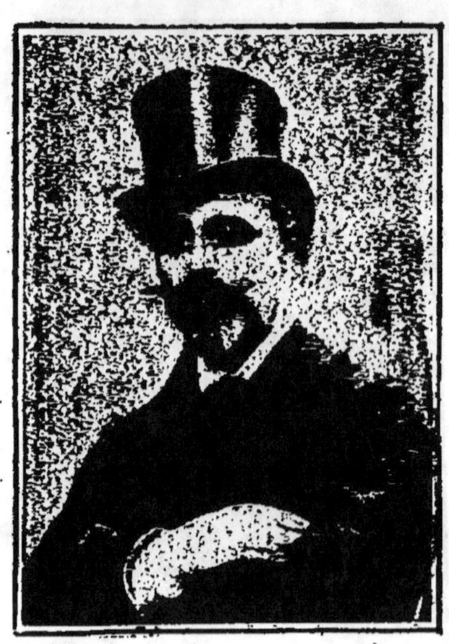

Né à Paris en 1847. — Après de solides études en pharmacie et en médecine, conquit en Sorbonne ses grades universitaires. Nommé en 1870 aide-major, il reçut pour son dévouement *la croix de bronze de la Société de secours aux blessés*. Reçu pharmacien de 1re classe en 1873, il fut reçu *Docteur* en 1880 avec une thèse remarquable sur les *Injections interstitielles de chlorure de zinc dans certaines tumeurs.*

Depuis plus de 15 ans, le Docteur Gornard (de Coudré) est médecin de la Société des Gens de lettres et assista aux congrès de l'Association littéraire et artistique à Madrid (1888), Venise (1889), Paris (1889), médecin de la Société des Sauveteurs de la Seine qui lui décerna une médaille d'honneur en 1887 pour son dévouement spécial à l'incendie de l'Opéra-Comique. Médecin de la Société des Artistes lyriques, de celle des Peintres, Sculpteurs ; médecin de la crèche du IXe arrondissement, membre de la Société médicale du IXe arrondissement, etc., etc.

Dijon, exposition d'Hygiène, 1893, Médaille de bronze ; Bordeaux, exposition internationale, Médaille d'or 1894 ; Boulogne-sur-Mer, exposition maritime, Médaille de bronze 1894 ; Anvers, exposition universelle, Médaille de bronze 1894 ; Lyon, exposition universelle, Mention honorable 1894 ; Arcachon, exposition d'Hygiène, Diplôme d'honneur, Médaille d'or 1894 ; Budapest, congrès d'Hygiène et de Démographie, etc., 1894.

Dʳ GOUEL (A.-I.) ✳

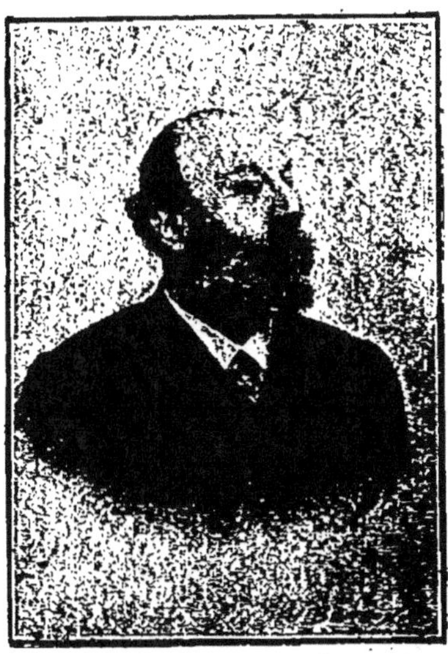

Boscher.

Né à Beaumesnil (Eure) en mars 1841. Commença ses études médicales à Rennes et les termina à Paris, où il soutint sa thèse de doctorat en 1867. Le premier, en France, il planta hardiment le drapeau de l'isolement et de l'hospitalisation des phtisiques. Il a attaché son nom à la création de l'hôpital de Villepinte, destiné aux jeunes filles pauvres, atteintes de maladies de poitrine, et dont il est le médecin en chef. Le docteur Gouel a fait des travaux sur *le traitement de la tuberculose par les bains de vapeur térébenthinés, par les inhalations d'aldéhyde formique et les injections sous-cutanées de sérum animalisé.* Il est chevalier de la Légion d'honneur.

Dr GOURAUD ✳. ✠. A. ❧.

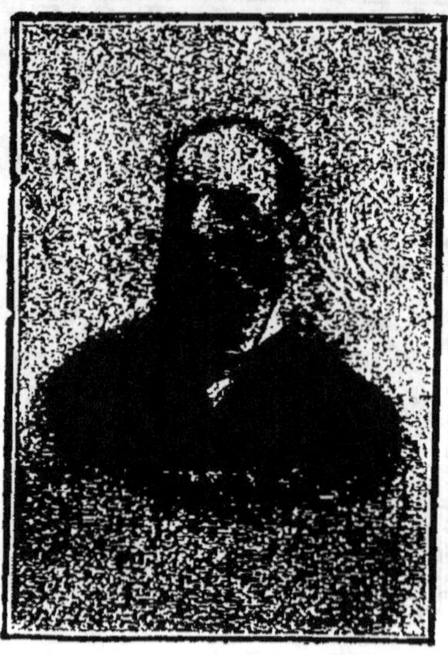

Dagron.

Né à Paris, le 24 janvier 1837. Interne des hôpitaux en 1860, médaille d'argent, 1863 et 1864.
Président de la Société protectrice de l'Enfance.
En qualité de médecin des hôpitaux, a été successivement attaché à l'institution Sainte-Périne, à
Saint-Antoine et à Cochin. Actuellement médecin
de la Charité. S'est surtout occupé des maladies
du cœur et de toutes les questions qui concernent
l'hygiène de l'enfance. Chevalier de la Légion
d'honneur et de l'Ordre pontifical de Saint-Gré-
goire-le-Grand. Officier d'Académie.

Dr GOUREAU

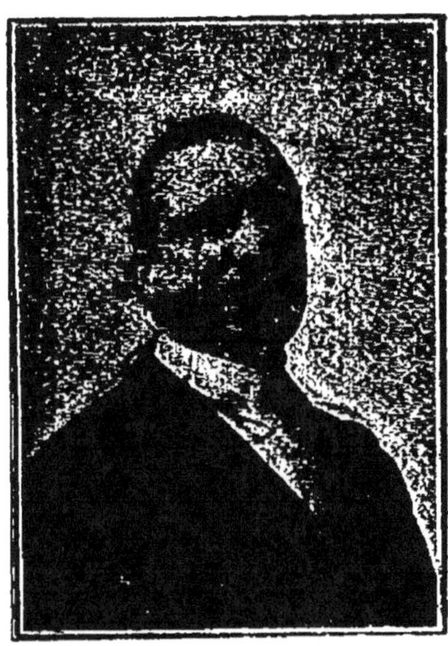

Né en 1855, près d'Orléans. — Docteur en 1880. Ancien
elève du Val-de-Grâce. Est désigné, après un brillant concours de sortie, comme médecin aide-major de l'hôpital de
Versailles. Malgré le riant avenir que lui réservait la carrière militaire, il démissionne en 1883 et rentre dans la vie
civile où il se fait bientôt une place en vue dans le monde
medical, soit comme polémiste, soit comme médecin spécialiste pour le Larynx, le Nez et les Oreilles.

Il fonde en 1889, avec un groupe de médecins indépendants, l'*Actualité Médicale*, dont l'apparition marque le
début d'une ère nouvelle : la lutte des indépendants contre
les officiels ; le relèvement moral de la classe des praticiens de quartier. C'est dans la collection de l'*Actualité
Médicale* qu'on retrouve toute l'œuvre du docteur Goureau :
articles de polémique et articles scientifiques, sur les affections du Larynx, du Nez et des Oreilles. Il est, en outre,
l'auteur de l'article « Oreilles », du *Dictionnaire de médecine pratique* de Laurent et Bernheim. Avec Le Baron,
il fonde en 1891 le Syndicat des Médecins de la Seine dont
il est le premier vice-président ; mais il démissionne
bientôt. ne se sentant pas assez libre. Le docteur Goureâu
n'est pas seulement un spécialiste distingué, un polémiste
remarquable ; c'est encore un amateur émérite qui a su ras-
sembler une collection nombreuse et variée d'objets d'art
anciens : tableaux, meubles, faïences, etc.

Mme de GRINIÉWITCH (Olga) A. ✿.

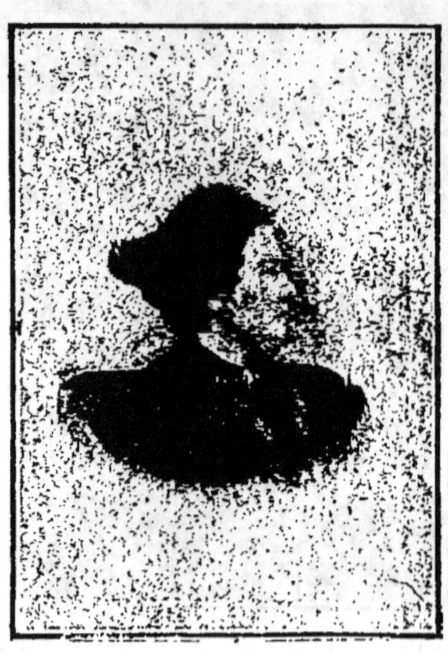

Nee de Sawitzka. Originaire de Bronnitza (Russie). — Appartient à une famille russe orthodoxe, dont tous les membres ont eté au service impérial, dans les carrières militaires et administratives. Après l'achèvement de ses études secondaires vint étudier la médecine à la Faculté de Paris et prolongea ses études neuf ans, dans un but scientifique. Fut plus spécialement l'élève : en chirurgie, des professeurs Trelat, P. Segond, Girard, Marchant ; en pathologie, de Feréol et de Potain ; en obstétrique, de Tarnier, Auvard, Budin ; pour les maladies des enfants, des docteurs Cadet, de Gassicourt ; pour l'oculistique, du professeur Panas, etc. Reçue docteur en médecine, le 24 mars 1892, avec une thèse sur *L'Allaitement maternel considéré au point de vue des galactogogues* qui lui a demandé plus de deux ans de recherches originales. A suivi pendant deux années les cours spéciaux du muséum pour voyageurs-explorateurs. A exercé la médecine à Paris pendant cinq ans (1892-97) en donnant des soins exclusivement aux femmes et aux enfants. S'est attachée à favoriser en toute circonstance le développement intégral de la maternité et à combattre avec la dernière énergie les pratiques contraires qui ne sont, malheureusement, que trop répandues à Paris. A pris une part active à diverses œuvres concourant à ce but : La Pouponnière parisienne, la Société de l'Allaitement maternel, etc. A fait différentes conférences et professe un cours hebdomadaire d'hygiène à l'Union française de la Jeunesse.
Officier d'Académie.

Dr. GUÉNIOT (Alexandre) ✳.

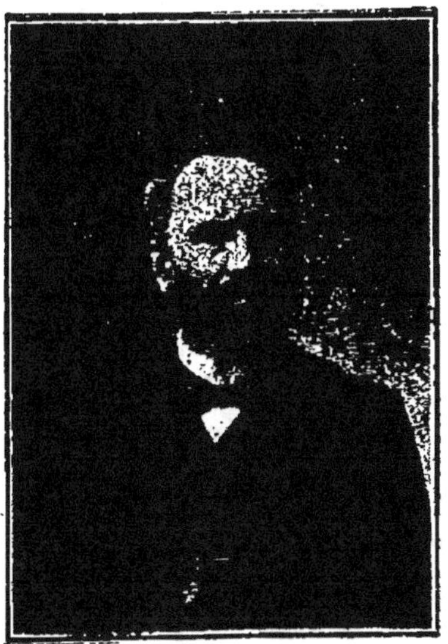

Gerschel.

Né le 8 novembre 1832. — Licencie ès sciences en 1855,
Interne des hôpitaux de Paris en 1858, Chef de clinique
d'accouchement en 1863. Chirurgien des hôpitaux en 1865.
Professeur agrégé en 1869. Il débuta comme chef de service
à l'hospice des enfants assistés. Nommé plus tard chirurgien
en chef de la Maternité, il occupa ce poste jusqu'en 1895.
Ses nombreuses publications sur l'*Obstétrique*, la *Chirurgie
infantile*, etc., le mirent de bonne heure en évidence et lui
valurent une grande notòriété. Il est membre honoraire de
la Société anatomique, membre et ancien président de la
Société de chirurgie, membre de l'Académie de Médecine,
membre fondateur et ancien président de la Société obstétricale et gynécologique de Paris, membre fondateur et ancien
président de la Société obstétricale de France Chevalier de
la Légion d'honneur

Dr GUIMBERTAUD O. ✳.

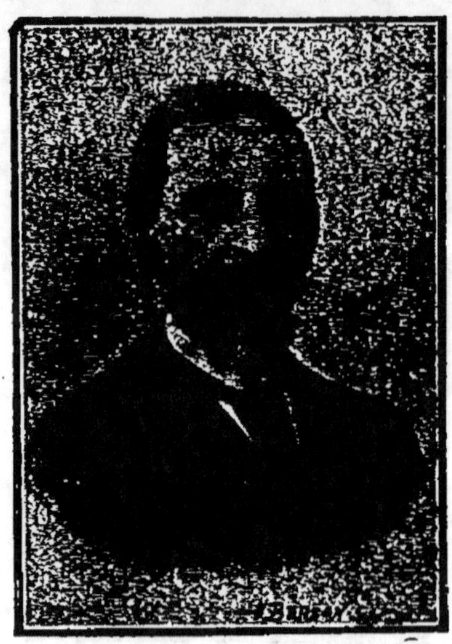

Pirou, boul. St-Germain.

Ex-médecin principal de l'armée.
Administrateur de la Société générale des Infirmiers et Infirmières gardes-malades de Paris.
Officier de la Légion d'honneur.

Dr GUINARD (Aimé)

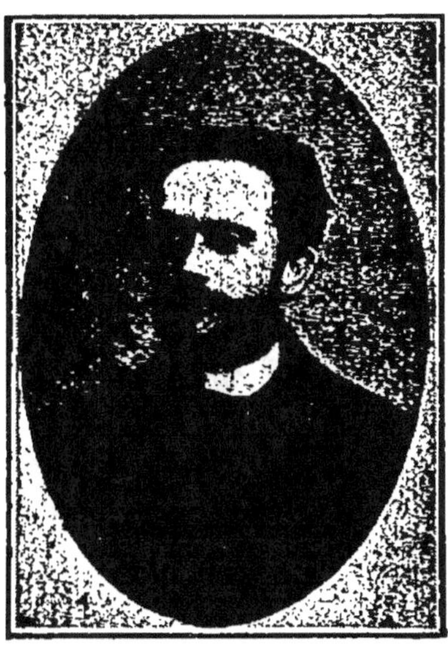

Chéri Rousseau et Fils.

Né à Saint-Etienne (Loire), le 8 mai 1856. Commence ses études médicales à Paris en 1875, après avoir fait deux ans de stage de pharmacie. Interne des hôpitaux de Paris en 1879. Aide d'anatomie, à la Faculté, en 1881 ; chef de clinique chirurgicale à la Faculté, en 1886 ; chirurgien des hôpitaux en 1892. Elève des professeurs Verneuil et Tillaux. Il publia d'importants travaux sur *La Pleurésie purulente ; Les Organes génitaux de l'homme et de la femme ; La Chirurgie de l'Estomac ; Les Hernies gangrenées ; Les Anévrismes de la base du cou ; Le traitement du Cancer utérin par le carbure de calcium*, etc. Vice président de la Société anatomique, en 1896; vice-président du Syndicat des Médecins de la Seine.

Profes^r HAYEM ✠.

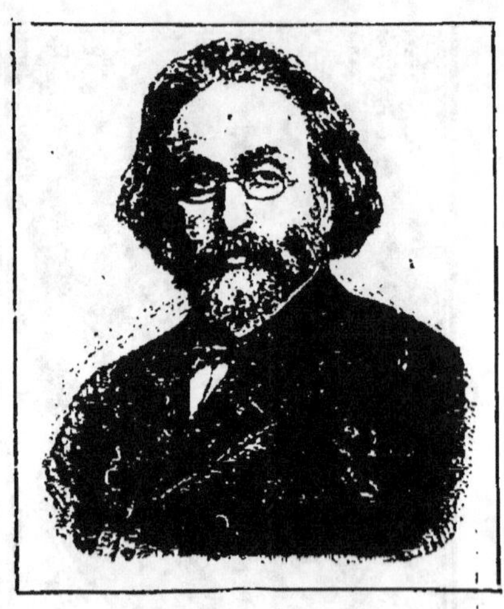

Né à Paris, le 24 novembre 1841. — Reçu interne des hôpitaux à 31 ans. Agrégé à 33 ans. Médecin des hôpitaux à 38 ans ; professeur de thérapeutique à la Faculté (juin 1870). Ses thèses : *Sur les bronchites et les hémorrhagies intra-rachidiennes* constituent des mémoires précieux. *Ses recherches sur l'anatomie pathologique des atrophies musculaires* lui valurent le prix Portal. Ses travaux en thérapeutique sont considérables. Il dirigea en 1885 à l'hôpital St-Antoine le service des cholériques. Ses travaux sur le *chimisme stomacal* ont eu un grand retentissement. Il dirige la *Revue des Sciences médicales en France et à l'étranger*. Membre de l'Académie de Médecine. Chevalier de la Légion d'honneur.

Dʳ HIRSCHBERG (Rubens)

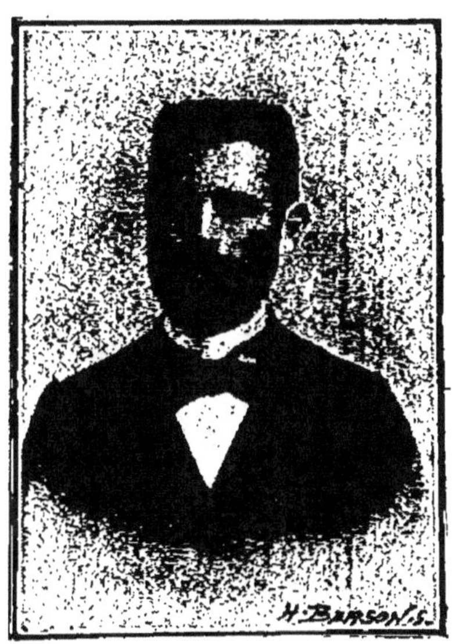

Arjalew.

Né à Odessa (Russie), en 1862. — Reçu docteur à Heidel
berg en 1886 avec la thèse : *Méningite tuberculeuse . de la
convexité.* Reçu docteur de la Faculté de Paris en 1889 avec
la thèse sur le *Massage de l'abdomen.* De 1889 à 1894
enseignait la Kinesithérapie dans le service de Dujardin-
Beaumetz à l'hôpital Cochin. A publié les travaux suivants :
*Traitement mécanique de l'ataxie locomotrice. Un cas de
neurose paresthésique. Sur un phénomène plantaire chez les
tabétiques. Les effets physiologiques du suc testiculaire.
Traitement chirurgical de la méningite tuberculeuse. Traitement de l'ataxie chez les tabétiques, par la méthode Frenkel.
Sur une forme clinique, réputée rare, de Tabes dorsalis
juvénile.* A le premier fait connaître en France et considéra-
blement développe la méthode de traitement de l'ataxie par
la rééducation des mouvements A une brillante clientèle à
Paris

Dr HIRTZ (Edgard)

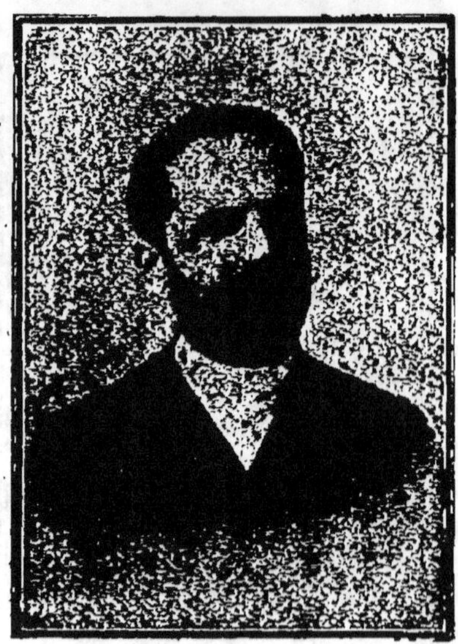

Gerschel.

Né à Vintzenheim (Haut-Rhin), le 30 mai 1849. — D'une famille médicale ancienne. Son oncle était un professeur éminent à la Faculté de Strasbourg ; son père, médecin distingué, ancien chef de clinique à la Faculté. Il y eut un moment neuf médecins du nom de Hirtz. Engagé volontaire en 1870-1871, il vint après la guerre à Paris. Externe des hôpitaux, puis interne provisoire ; enfin interne titulaire en 1873, il fut reçu au doctorat en 1878 avec une thèse remarquée sur l'*emphysème pulmonaire chez les tuberculeux*. Nommé en 1886, au concours, médecin des hôpitaux, il est aujourd'hui chef de service à l'hôpital Tenon et chargé d'un cours de clinique annexe de la Faculté de Médecine. Collabore aux *Archives de Médecine*, à la *Gazette des hôpitaux*, au *Bulletin de la Société Médicale des Hôpitaux* et à la *Médecine Moderne*. Auteur, dans le traité de thérapeutique de Robin, de l'article : *Traitement des empoisonnements par l'Arsenic, le Mercure, le Phosphore, l'Oxyde de carbone et le Sulfure de carbone*. Ses autres travaux sont très nombreux et très importants ; citons : *La Stomatite aphteuse maligne, le Salol, la Phlébite précoce chez les tuberculeux, le Traitement des phlébites, la Polyurie hystérique*, thèse faite sous son inspiration par le docteur Kourilsky, etc.

Dr HUCHARD (Henri) O. ✻.

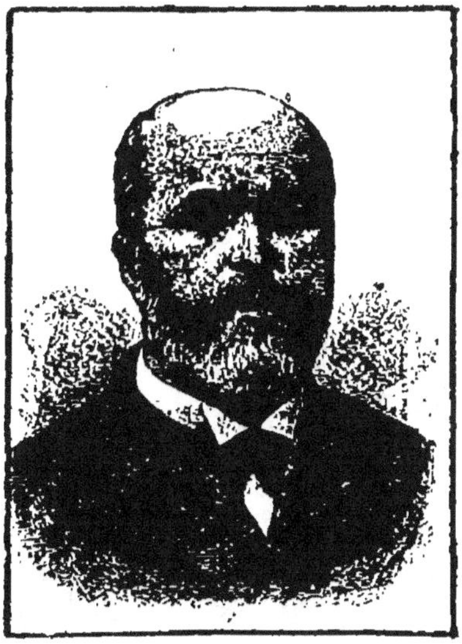

Moniteur des Consulats.

Né le 4 avril 1844. — Interne des Hôpitaux en 1867, docteur en médecine en 1872, médecin des Hôpitaux en 1878. Le docteur *Henri Huchard* est membre de l'Académie de médecine ; son nom est lié étroitement aux travaux les plus autorisés, aux observations les plus complètes qui ont trait spécialement à l'*Angine de poitrine.*

Parmi ses nombreux ouvrages, nous citerons : *Traité des névroses*, en collaboration avec *Axenfeld* (2e édition), 1883 ; *Des angines de poitrine* : plusieurs mémoires ; *Les cardiopathies artérielles et leur curabilité,* 1886 ; *Quand et comment doit-on prendre la digitale ?* 1888 ; *Lettres médicales sur la Russie*, 1888-1889 ; *Leçons de thérapeutique et de clinique médicales à l'hôpital Bichat,* 1889 ; *Revue générale de clinique et de thérapeutique* (Journal des Praticiens).

Le docteur *Henri Huchard* est officier de la Légion d'honneur.

Dr HULMANN (Max)

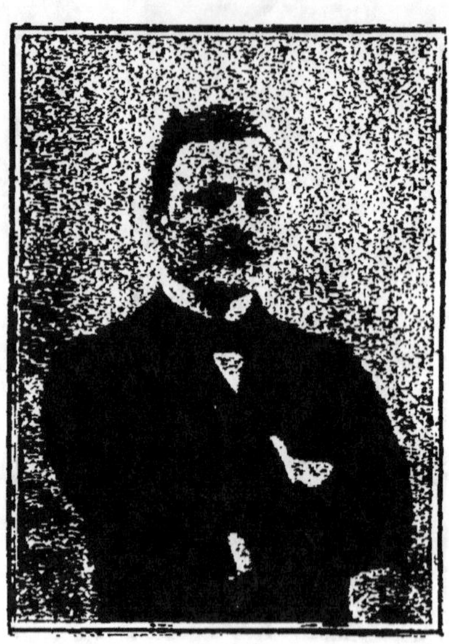

Docteur Max Hulmann, né à Vendôme en 1866, reçu en 1894. Après de fortes études mathématiques, aborde tardivement la médecine, est externe des hôpitaux, médaille de bronze de l'assistance publique, médaille de bronze du gouvernement (épidémie de choléra, 1892). Il s'attache plus spécialement aux maladies des femmes et des enfants ; secrétaire du regretté Terrillon, élève d'Ollivier et de Comby.

Entre temps, il reste deux années au Muséum comme préparateur particulier du Professeur Pouchet, fait des conférences de vulgarisation, collabore au *Temps* et à divers journaux où il traite des questions d'assistance, de science générale et de médecine.

Actuellement médecin en chef des Chemins de fer de Ceinture.

Dr JARRY (Lucien)

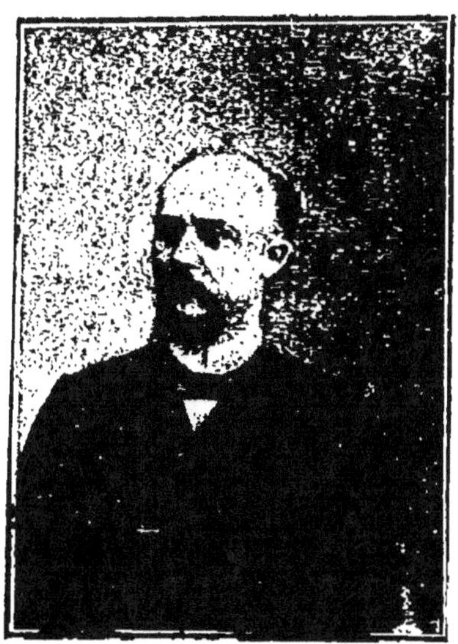

Né à Paris le 8 septembre 1857. Fit ses études à Paris et passa en août 1880 sa thèse de doctorat *De l'Ecthyma du nouveau-né*. Il avait été externe des hôpitaux en 1878.

Dr JORDANIS (Henri-Léopold)

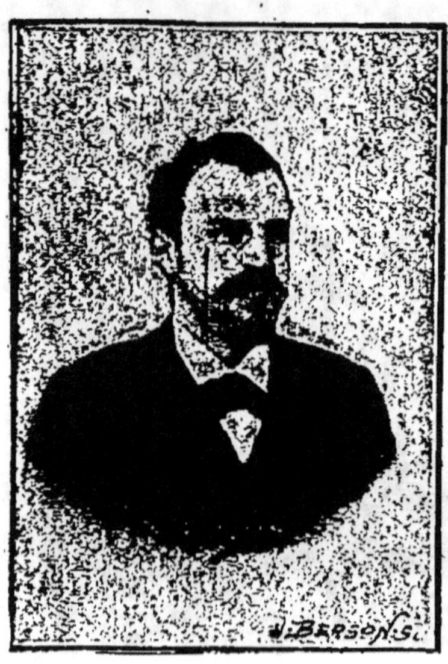

Julius.

Né à Paris en juillet 1860. — Élève de Dujardin-Beaumetz, Tillaux, Vigouroux. Reçu docteur en 1890 avec une thèse sur l'*Electrothérapie*. Se spécialisa par ses expériences sur l'Electricité. Attaché en 1891 au service d'Electrothérapie à l'hôpital Cochin. Auteur de travaux sur la *métallothérapie*. Découvrit en 1887 que certaines espèces de bois pouvaient remplacer les métaux pour ramener la sensibilité chez les personnes nerveuses. (Rapport lu par Dujardin-Beaumetz à l'Académie de Médecine.) Pendant 3 ans, médecin adjoint du dispensaire pour les enfants malades du 1er arrondissement. A publié de nombreux articles dans le *Bulletin de thérapeutique*.

Dʳ JULLIEN (Louis)

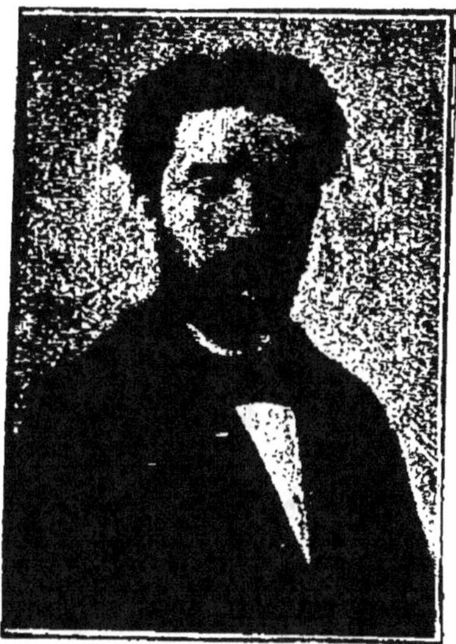

Pierre Petit.

Né le 24 août 1850, à Lyon. — Commença ses études médicales à l'Ecole de Médecine de cette ville où il fut interne, aide d'anatomie et chef de clinique chirurgicale. Il passe à Paris sa thèse en 1873, est nommé agrégé pour la Faculté de Nancy en 1875, mais reste à Paris où il est nommé au concours, en 1884, chef de clinique, puis chirurgien de Saint-Lazare (1889). Ses publications, très nombreuses, concernent la chirurgie et surtout les maladies vénériennes. En 1878, il fait paraître un *Traité des maladies vénériennes*, ouvrage considérable, traduit en espagnol et en italien, dont la troisième édition française parut en 1886 et qui lui valut le grand prix Monthyon à l'Institut, le prix Itard à l'Académie de Médecine et le prix Chateauvillars à la Faculté de Médecine. Il a introduit en France les injections de calomel qu'il fut à peu près seul à pratiquer pendant quinze ans. Il préconise par ce moyen le *Traitement intense et précoce de la Syphilis* et soutient la possibilité d'enrayer cette maladie, prise au début. Le docteur Jullien dirige à Saint-Lazare un service très fréquenté par les spécialistes de tous pays. Membre de nombreuses Sociétés savantes en France et à l'étranger. Secrétaire général de la Société de Médecine de Paris.

Dr KIRMISSON (Edouard) ✻.

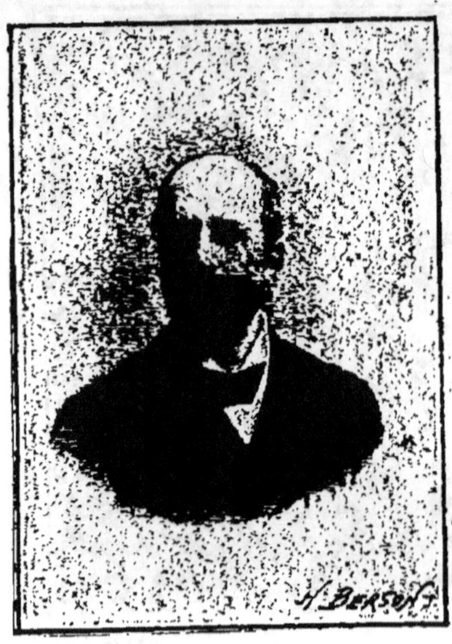

Pirou, rue Royale.

Ne à Nantes, le 18 juillet 1848. — Commença ses etudes
médicales à l'Ecole de Médecine de cette ville où il fut
interne et prosecteur. Venu à Paris pour y suivre la carrière
des concours, il a été successivement interne des hôpitaux
et prosecteur à la Faculté. Nommé en 1881 chirurgien du
Bureau Central et au concours de 1883 nommé premier à
l'agrégation. Depuis 1889, nommé chirurgien à l'hôpital des
Enfants assistés, il s'est consacré plus particulièrement à
la chirurgie infantile et à l'orthopédie. Auteur, avec Bouilly,
Peyrot et Reclus. du Manuel de Pathologie externe. A
rédigé le tome II de cet ouvrage relatif aux maladies de
la tête et du rachis. Dans le récent traité de chirurgie de
Duplay et Reclus, a publié les *Maladies du Rachis et les
Maladies des membres* comprenant près d'un volume entiei
de cet ouvrage. A publié, en outre, un volume de leçons
cliniques sur les maladies de *l'Appareil locomoteur*. Enfin,
depuis 1850, a fondé la *Revue de l'Orthopédie* très connue en
France et à l'étranger. Membre de la Société chirurgicale.
Chevalier de la Légion d'honneur.

Dr KLEIN (Lazare)

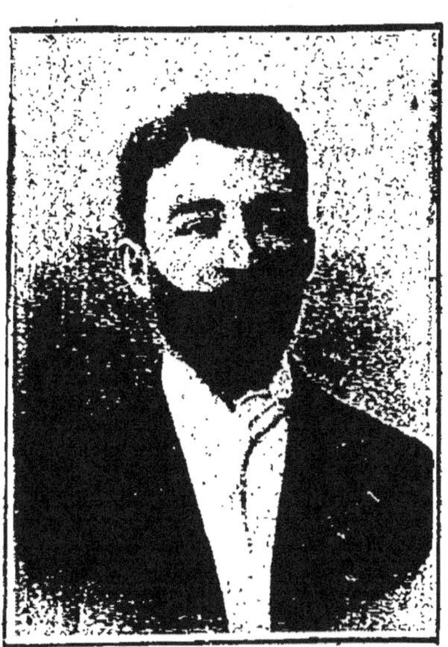

Gerschel.

Né à Balystock (Russie) en 1861. — Ancien
interne des asiles de la Seine (concours 1885).
A fait une thèse remarquable sur les *idées de
grandeur dans les maladies cérébrales*. A publié
des monographies sur l'origine et la pathogénie
de certaines idées délirantes dans la paralysie
générale progressive ; sur deux cas de méningite
tuberculeuse, guéris avec présentation des malades.
Sur un cas extrêmement rare d'anévrisme intra-
cranien avec bruit à l'auscultation du crâne, présenté à l'Académie de médecine. Parle la plupart
des langues européennes, (Russe Allemand,
Anglais, Espagnol, Italien), etc.

Dr LABADIE-LAGRAVE

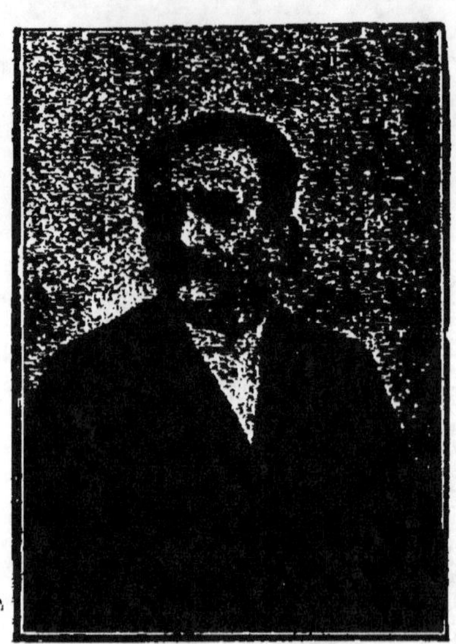

Un de nos plus éminents praticiens. Né à Nerac, le 16 août 1844. — Interne des hôpitaux en 1868. Premier prix, médaille d'argent, au Concours des Internes en 1869. Docteur en 1873. Lauréat du prix des thèses ; Lauréat de l'Académie de Médecine (prix Godard) en 1872. Chirurgien aide-major des ambulances volontaires (siège de Metz), chirurgien en chef des ambulances de Vendôme. (Campagne de la Loire 1870-1871.) Membre de la Société anatomique de Paris, de la Société d'anthropologie, de la Société clinique (secrétaire), de la Société médicale des hôpitaux ; membre correspondant des Académies de Médecine de Bruxelles et de Rio-de-Janeiro ; de la Société neurologique de New-York. Ancien rédacteur de la *Médecine Moderne*, de la *France Médicale*, de la *Gazette hebdomadaire*, de la *Revue des Sciences médicales*, de la *Semaine gynécologique*, collaborateur de la *Revue Internationale de Thérapeutique*. Parmi ses travaux très importants, citons : Etude sur la *Dysménorrhée membraneuse*, couronnée par l'Académie de Médecine. *Complications cardiaques du Croup et de la Diphtérie* (Thèse de Doctorat récompensée par la Faculté de Médecine). Des traités sur les maladies des *Reins*, du *Foie*, du *Sang*. Et, enfin, un Traité de *Gynécologie médicale*.

Dʳ LABBÉ (Léon) O. ✸.

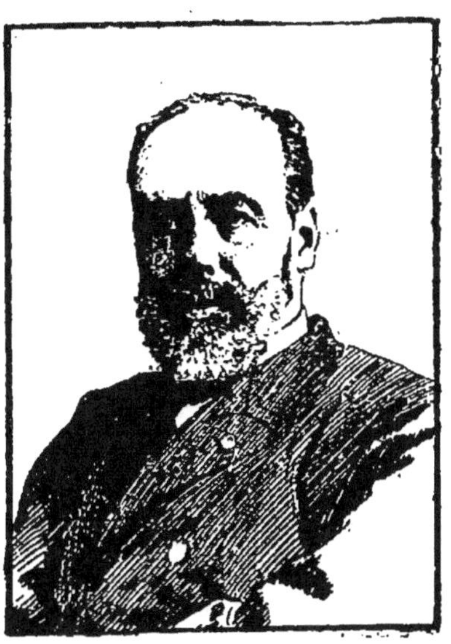

Né le 29 septembre 1832, interne des hôpitaux
en 1856 ; docteur en médecine en 1861 ; agrégé le
20 juin 1863 ; Chirurgien des hôpitaux en 1864 ;
Membre de l'Académie de médecine en 1880. Les
principales publications sont : *Leçons de Clinique
chirurgicale*, 1876 ; *Traité des Tumeurs bénignes
du sein* en collaboration avec *Coyne*, 1876 ; *Leçons
de Gosselin sur les hernies*, 1805 ; Mémoire sur
l'Homme à la fourchette, Académie des sciences,
1876 ; *Chloral, Chloroforme et Morphine*; plusieurs articles au *Dictionnaire encyclopédique*,
etc., etc.

LABOULBÈNE (Joseph) O . ❀ . I . ❦.

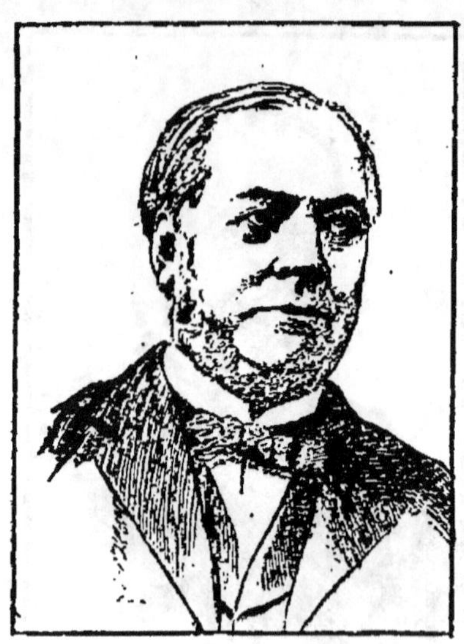

Né le 25 Août 1825, Interne des hôpitaux en 1849 ;
Docteur en médecine en 1853 ; Médecin des hôpitaux en 1861 ; agrégé en 1869 ; Membre de l'Académie de médecine en 1873 ; Professeur à la Faculté le 12 avril 1879 ; Les principales publications du docteur Laboulbène sont : *Nouveaux éléments d'anatomie pathologique*, 1879 ; *Leçons
cliniques à la Charité*, 1878 ; *Leçons sur l'histoire des maladies*, 1880-1883 ; *Parasites, para-
sitisme*, en collaboration avec *Davaine*, 1885 ;
Innombrables travaux d'entomologie sur le *Tœnia*
notamment et sur les *Différences sexuelles* du
Corœbus bifasciatus et sur les *prétendus œufs*
de cet insecte coléoptère nuisible au chêne-vert,
etc., etc.

Dr LABURTHE (Joseph)

Le docteur Joseph Laburthe est originaire du Gers, où il est né dans les environs de 1842, et où il poursuivit ses études au Lycée d'Auch, jusqu'à ses deux baccalauréats.

Ce fut à Paris qu'il fit ses études médicales ; successivement externe, puis interne des hôpitaux, lauréat des Hôpitaux et de la Faculté, il fut reçu docteur en 1867 avec une thèse fort remarquée sur les *Anévrismes cirsoïdes.*

Il commença à exercer la médecine en Seine-et-Marne à Coulommiers où il se trouvait en 1870, il prit du service, et devint médecin-major du 2°régiment de marche. Quelques années après la guerre il vint se fixer à Paris : il y occupe aujourd'hui une situation estimée, et comme médecin inspecteur des écoles, médecin du ministère de l'Intérieur, président de la Société de *Médecine pratique*, président de la Société médicale du IX° arrondissement etc. etc., il se trouve mêlé à toutes les manifestations de la vie médicale parisienne.

Le Dr Laburthe exerce sa profession d'une manière régulière et a su conquérir une nombreuse clientèle ; mais il s'est surtout adonné dès ses débuts à une étude toute spéciale de la culture rationnelle du corps par la gymnastique. Gymnaste lui-même, habile et vigoureux, il est par la splendeur de sa santé et la puissance de ses muscles, le témoignage vivant de l'excellence de ses méthodes. Personne n'est plus compétent que lui en ces matières si importantes à l'hygiène publique. Il a du reste organisé un gymnase admirablement outillé, dans lequel hommes et femmes, petits et grands, viennent puiser tour à tour les éléments de force et de santé qu'il a su y puiser lui-même.

7

Dr LADREIT de LACHARRIÈRE O. ✳.

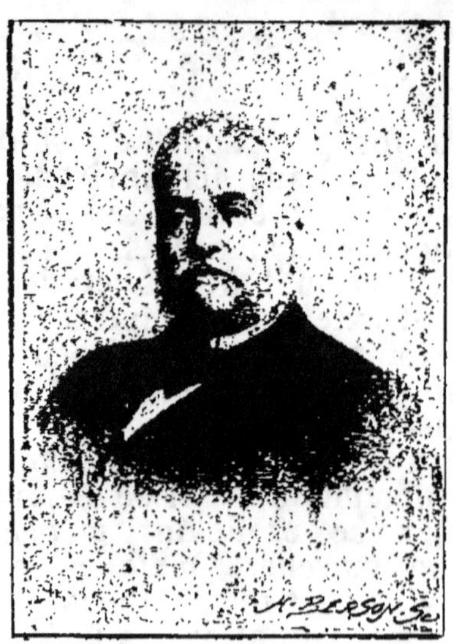

Pierre Petit.

Né le 4 août 1833 à Privas. — Interne des hôpitaux de Paris en 1856. Lauréat de la Société de Chirurgie ; médecin en chef de l'Institution nationale des sourds-muets de Paris. Créateur et médecin en chef de la Clinique Otologique. Ancien président de la Société de médecine de Paris ; vice-président de la Société de médecine légale. Créateur des *Annales des maladies de l'oreille et de Larynx*.

A fait de nombreuses publications sur les maladies de l'oreille, la surdité et la surdi-mutité. Officier de la Légion d'honneur.

Profes^r LANDOUZY (L.)

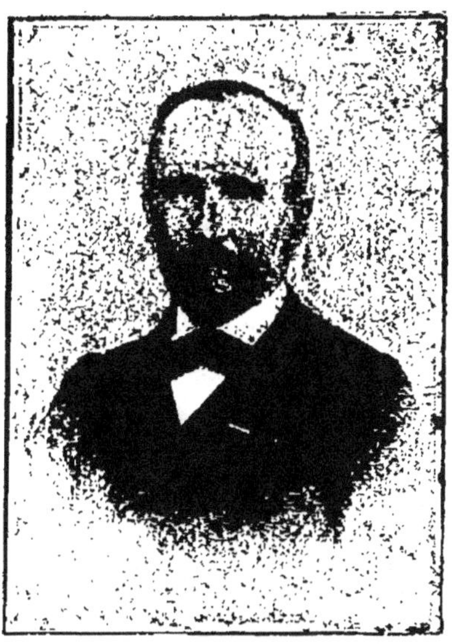

Né à Reims en 1845. — Fils et petit-fils de médecins. Commença ses études à l'Ecole de Médecine de Reims, Vint en 1867 à Paris et fut nommé successivement, par concours : externe des hôpitaux (1867), interne (1870), chef de clinique à la Faculté (1877). Médecin des hôpitaux (1879). Agrégé de la Faculté de Médecine (1880), quatre ans après avoir été reçu docteur. Depuis sept ans, médecin de l'hôpital Laënnec où il fait de l'enseignement de clinique générale. Il a été nommé, en 1893, professeur de Thérapeutique à la Faculté de Médecine de Paris, et en 1894, membre de l'Académie de Médecine dans la section de Pathologie médicale. Entre temps, lauréat de la Faculté de Médecine, de l'Académie de Médecine et de l'Institut ; l'un des directeurs de la *Revue de Médecine* et de la *Presse médicale.* Parmi ses publications originales, nous citerons ses travaux sur les *Paralysies et les Convulsions liées aux Meningo-encéphalites corticales. Les Paralysies dans les maladies aigues. Les atrophies musculaires. La tuberculose du premier âge. Les fièvres bacillaires prætuberculeuses à forme typhoïde,* etc., etc. Outre l'enseignement clinique fait à l'hôpital Laënnec, le docteur Landouzy professe à la faculté de Médecine. Ses travaux et son enseignement surtout cliniques, orientés vers la pathologie générale, vers la pathogénie des maladies, ont éclairé bon nombre de points de la pathologie, et cela, aussi bien de la pathologie infantile que de la pathologie nerveuse, que de la pathologie pulmonaire, que de la pathologie cardiaque, que de la pathologie des affections déathesiques et générales.

Dr LANDOWSKI

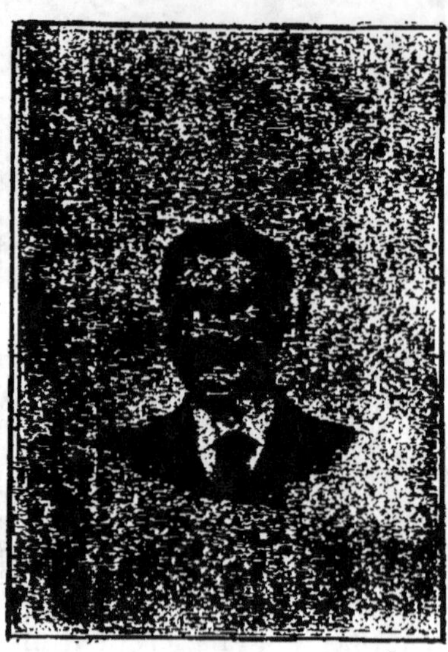

Né à Montpellier, 8 octobre 1867. — Interne des hôpitaux 1892. Préparateur d'anatomie à la Faculté 1893. Docteur en médecine 1894. Adjoint à l'inspecteur général de l'assainissement et membre de la commission de perfectionnement du service de la désinfection 1895. Membre de la Société de Médecine de Paris

D'une maladie caractérisée par la présence de tumeurs cutanées, de tumeurs nerveuses, de pigmentation de la peau (polyfibromatose nemocutanée pigmentaire 1894). De la nemo fibromatose 1896. La lactophérine (Sociéte de Biologie. Un cas de paralysie complexe de l'avant-bras et de de la main (gazette des hôpitaux). Caveinon pigmentaire généralisée (société anatomique). Cystiarques du cerveau (société anatomique) etc.

Dr LARAT (Jules)

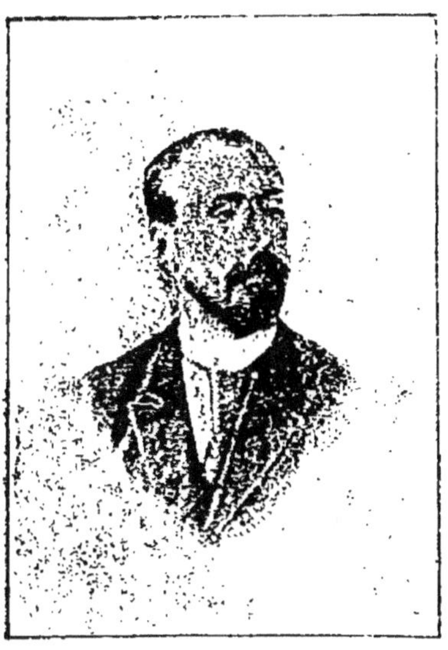

Né à Nontron, en 1857 (Dordogne). — Docteur en médecine de la Faculté de Paris, s'occupe spécialement d'électricité médicale. Ancien chef de clinique de Boudet, de Pâris et de Dumesnil. Chef du service d'électrothérapie de l'hôpital des enfants malades. Rédacteur en chef de la *Revue d'Electrothérapie*. A publié un grand nombre de mémoires sur l'électricité appliquée à la médecine et un *Précis d'Electrothérapie*, avec préface du professeur Gariel, qui est, parmi les publications de ce genre, l'une de celles qui ont le mieux fait connaître aux jeunes générations médicales, les ressources qu'on peut attendre de l'électricité judicieusement appliquée.

Dr LE DENTU O. ✳.

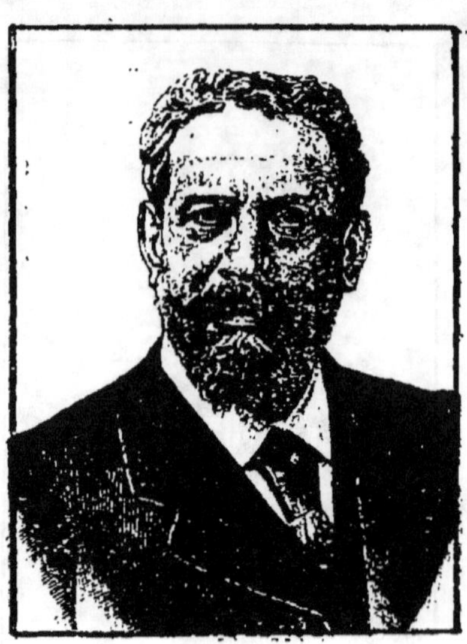

Né à la Basse-Terre (Guadeloupe), le 21 juin 1841. — A dix-neuf ans, il était interne des hôpitaux, prosecteur à la Faculté en 1867 et agrégé en chirurgie en 1869. En 1872. chirurgien des hôpitaux. — En 1889, élu *Membre de l'Académie de médecine* et, en 1890, professeur à la Faculté clinique chirurgicale. Il est actuellement chirurgien de l'hôpital *Necker* et c'est à lui qu'on a dévolu la présidence du congrès français de chirurgie pour 1898.

La haute science opératoire du docteur *Le Dentu* est universellement reconnue. — C'est à lui que revient le glorieux mérite d'avoir le premier en France, pratiqué avec succès l'extirpation du rein.

Parmi ses nombreux ouvrages nous citerons : sa *Description nouvelle des veines des membres inférieurs* et son éminente collaboration au *Nouveau dictionnaire de Médecine et de Chirurgie.*

Le docteur *Le Dentu* est officier de la Legion d'honneur.

Dr LEGRAND (Louis)

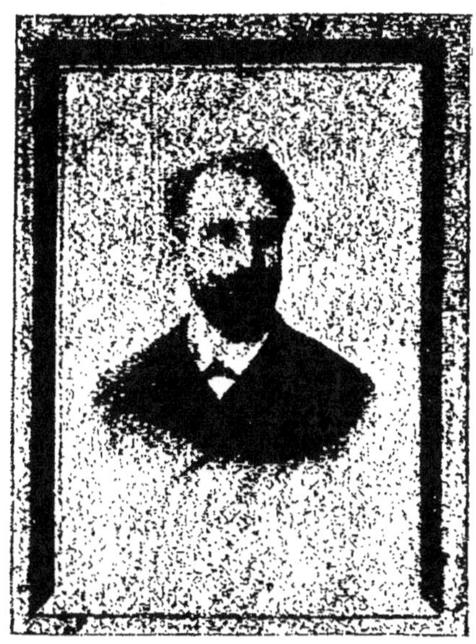

Ne à Montauban (Tarn-et-Garonne), le 16 août 1854. Après de fortes études thérapeutiques, se fait recevoir docteur en médecine en 1886, avec une thèse intitulée : *Essai sur la syphilis conceptionnelle.*

S'est adonné exclusivement au traitement médical des maladies utérines. Continuateur de la méthode du docteur Laforgue, avec les pansements continus faits par la malade elle-même. Les consultations en son cabinet de la rue Cadet sont fort suivies.

Dr LEGROS (N)

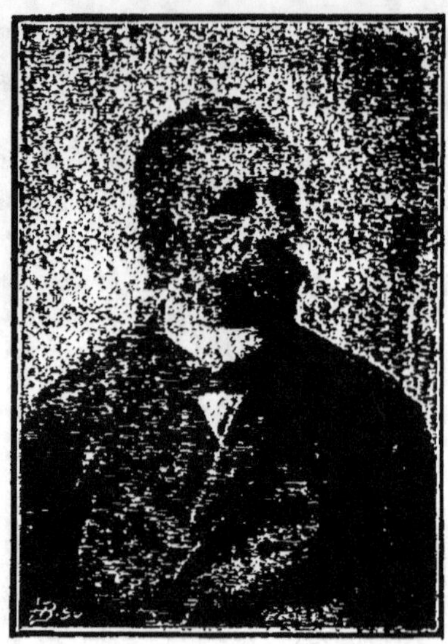

Pirou, boul. St-Germain.

Né à Reny-sur-Ource (Côte-d'Or), en 1852. Reçu le premier au Concours de l'Internat en pharmacie des hôpitaux de Paris, en 1874. Après avoir exercé la médecine pendant cinq ans dans son pays natal, il revint à Paris pour s'adonner aux sciences pharmaceutiques. Il spécialisa les granules de Fowler et de Baumé, perfectionna les topiques vaginaux pour le traitement des métrites. (Pericols ichthyolis et iodures).

Dr LÉON-PETIT (E.-P.) I. ⚜.

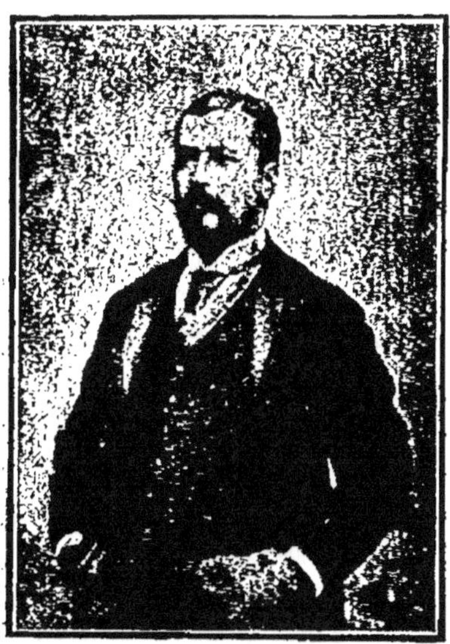

Barenne.

Né à Orléans, le 7 novembre 1854. — Docteur en médecine de la Faculté de Paris en 1881. — Médecin en chef de
l'hôpital d'Ormesson et secrétaire général de l'Œuvre des
Enfants tuberculeux dont il est un des principaux promoteurs.
A produit un grand nombre de travaux sur la tuberculose,
dont le principal est : *Le Phtisique et son traitement hygié-
nique*, où il relate ses impressions de voyage dans les principaux Sanatoria d'Europe, à la suite des missions qui lui ont
été confiées par le Ministère de l'Intérieur. Très versé dans
les questions d'assistance et de philanthropie, le docteur
Léon-Petit est délégué du Ministre de l'Intérieur pour le
contrôle général dans toute la France, des services d'assistance médicale. Conférencier de premier ordre, il met son
remarquable talent de parole au service des œuvres de bienfaisance et ses chaleureux plaidoyers en faveur des phtisiques
pauvres ont puissamment contribué au succès de l'Œuvre des
Enfants tuberculeux qu'il administre avec un dévouement et
une compétence hors de pair. Lauréat de l'Académie de Médecine et de l'Institut ; officier de l'Instruction publique, le
docteur Léon-Petit occupe une situation considérable dans le
monde de la bienfaisance où ses études sur les questions
sociales pratiques font autorité.

Dr LERICHE (Pierre-Joseph-Léon) A. ☙.

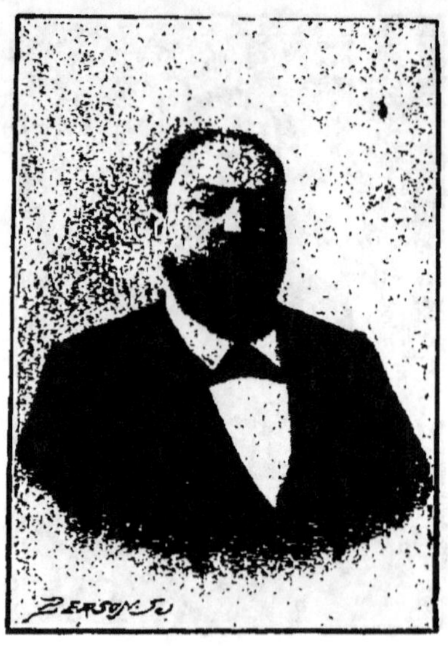

Courtheoux et Cie.

Né à Arnay-le-Duc (Côte-d'Or), le 25 septembre 1859. Fit ses études médicales à Paris. Externe des hôpitaux en 1883. Passa sa thèse en 1888, sur *Les anévrismes artérioso-veineux*.

Rédacteur médical à la *République française*, à l'*Univers Illustré*, à la *Gazette des Eaux*, etc.

Officier d'Académie.

Dr LEROUX (Ange-Henri-Ch.) ✳. A. ❀.

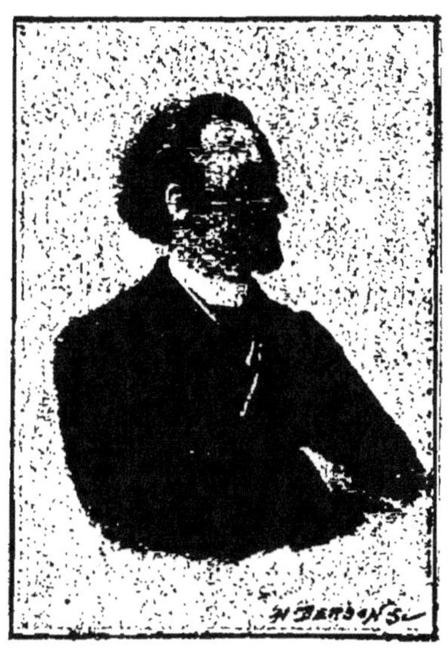

Clément Maurice.

Né à Paris, le 28 mars 1853. — Interne en médecine et en chirurgie des hôpitaux de Paris, de 1876 à 1879. A obtenu en cette qualité une médaille de bronze. Docteur et lauréat de la Faculté (médaille d'argent) en 1880, avec une thèse sur les *Amputations et les résections chez les phtisiques.* Nommé en 1886 médecin en chef du dispensaire Furtado-Heine. Après avoir été médecin délégué du service des épidémies (il reçut à ce titre, une médaille du Ministère de l'Intérieur pour services rendus en temps de choléra) et médecin attaché au service de l'Exposition Universelle de 1889, le docteur Leroux est devenu secrétaire de l'Œuvre nationale des hôpitaux marins pour le traitement des enfants scrofuleux-tuberculeux, et professeur à l'Union des Femmes de France. Il est de plus, membre de la commission consultative de l'Asile national du Vésinet. Parmi ses très nombreuses publications, citons : *De l'emphysème pulmonaire et de la phtisie fibreuse chronique. Mémoire sur le paludisme congénital et sur le rôle de l'hérédité dans l'étiologie du paludisme infantile. De l'assistance médicale dans les dispensaires d'enfants. L'Assistance maritime des enfants et les hôpitaux marins,* etc, Officier d'Académie. Chevalier de la Légion d'honneur.

D^r LE SIEUR (Maurice)

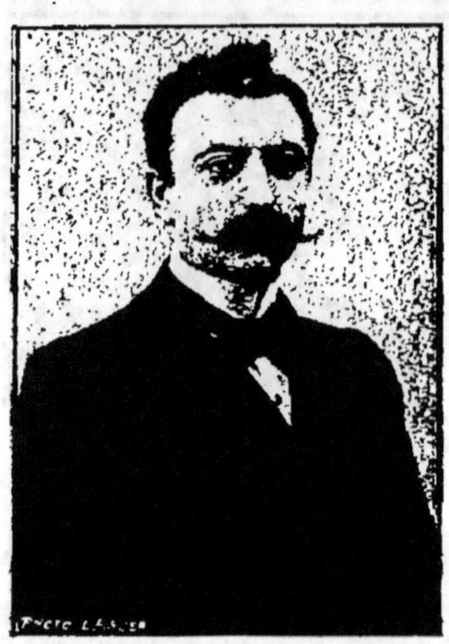

Né à Paris, le 24 février 1866. — Commence ses études en 1884. Lauréat de l'Ecole en 1886. Docteur en 1890. Ancien chef de clinique spéciale. Travaux sur la « Stérilisation des eaux par la chaleur », Sur la Phtisie et les Sanatoria. Crée en 1896 le Répertoire officiel de la Médecine et de la Pharmacie françaises, Annuaire approuvé par le Ministère de l'Intérieur, avec préface de M. le Professeur Brouardel, doyen de la Faculté de Médecine.

Médecin en chef des Instituts aérothérapiques français, de la Malmaison (Seine-et-Oise), Volières (Indre), Kerfany (Finistère), Hyères (Var) et Luxembourg (Belgique).

Seul Représentant autorisé en France de M. le Professeur Maragliano, de Gênes, pour les applications du Serum antitoxique de la Tuberculose.

Clinique gratuite pour les maladies chroniques, 38, rue Etienne Marcel.

Directeur de l'Institut des maladies chroniques, 32, avenue de l'Opéra.

Dr LETIENNE (Auguste)

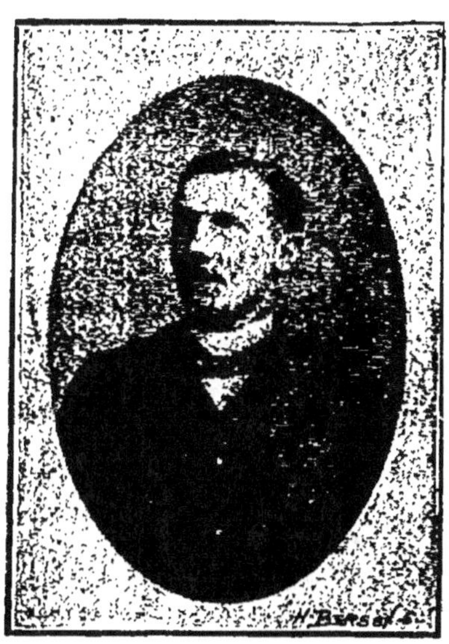

Né à Carvin-Epinoy (Pas-de-Calais), le 14 octobre 1860. Fit ses études à Paris. Externe des hôpitaux en 1884. Interne en 1888. Passa, en 1891, sa thèse sur : *La Bile à l'état pathologique.* (Etude physique, micrographique et bactériologique). Ancien préparateur à la Faculté de Paris. Médecin-adjoint au chemin de fer du Nord. Principaux travaux: *Sur la lithease biliaire. — Les Kystes hydatiques. — Divers points de la pathologie hépatique. — Sur le goitre exophthalmique. — L'Urologie et la goutte.*

Dr LEVINÇON

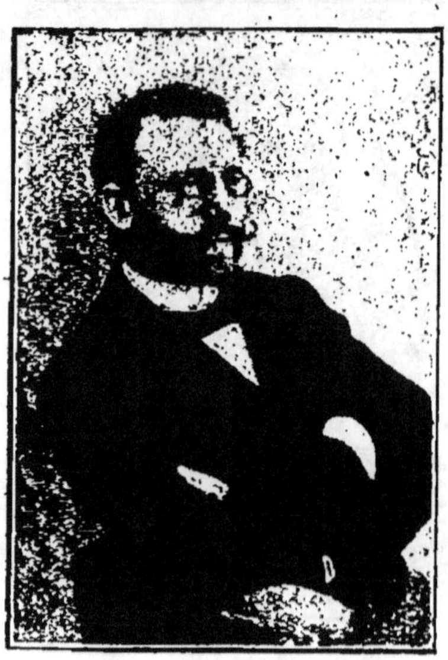

Ancien interne et puis chef de clinique du docteur Fano, professeur agrégé de la Faculté de médecine de Parïs, auquel il a succédé, le docteur Levinçon s'est adonné spécialement à l'ophtalmologie. Il y a débuté par un travail de maître : *Etude clinique, bactériologique et critique des maladies des voies lacrymales*, apprécié tant en France qu'à l'étranger. A publié plusieurs travaux sur le traitement médical du strabisme, sur l'amblyopie alcoolique, etc. Membre de plusieurs Sociétés savantes. Rédacteur en chef du *Journal d'oculistique et de chirurgie* et médecin en chef de l'Institut Ophtalmologique et Chirurgical, 123, boulevard Magenta.

Dʳ LUCAS-CHAMPIONNIÈRE (Just.) O. ✳

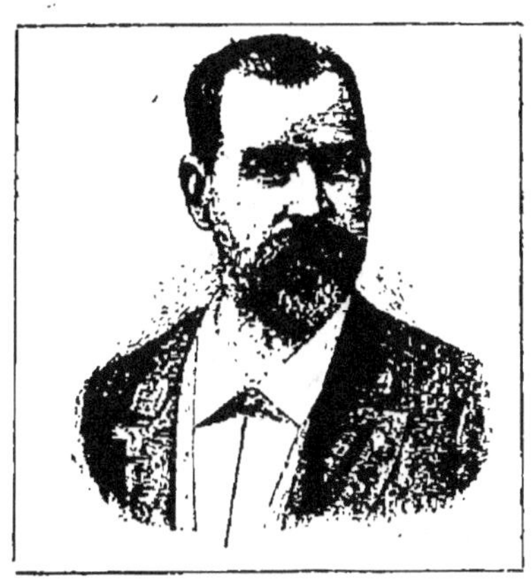

Paris-qui-Passe.

Né à Saint-Léonard (Oise), le 15 août 1843. — Un de nos plus grands chirurgiens. Docteur en 1870, il fit la campagne dans une ambulance de la Société de Secours aux blessés. Chirurgien des hôpitaux de Paris en 1874, il fut successivement de la Maternité, de Cochin, de l'hôpital Tenon, de Beaujon, où il est actuellement. A trouvé le procédé pour faire disparaître la fièvre puerpérale chez les accouchées et a démontré la valeur de la chirurgie antiseptique par des statistiques d'opérations qui passaient pour les plus téméraires. Président de la Société de chirurgie, membre de l'Académie de Médecine, membre d'un très grand nombre de Sociétés étrangères. Sa réputation est universelle. Ses travaux sont classiques, surtout ceux qu'il a consacrés à la trépanation du crâne et à la cure radicale des hernies. L'un des présidents de la section chirurgicale au dernier Congrès international de Rome. Ses ouvrages sont très nombreux. Citons : *Lymphatiques utérins et lymphangite utérine. Chirurgie antiseptique. Traitement des fractures par le massage.* etc., etc. Officier de la Légion d'honneur.

Dr MARCHANDÉ I. O.

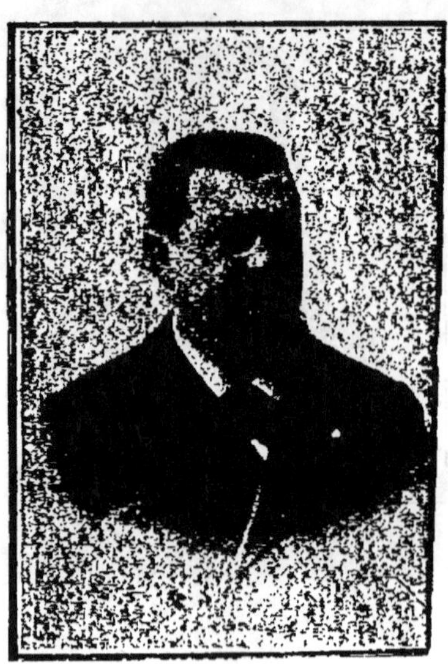

Camus.

Né à Troyes, le 25 juin 1854. Fit ses études à Paris et passa, en novembre 1879, sa thèse sur *l'arthrite suppurée du genou*. Vice-président de la Société odontologique de France ; dentiste de l'hôpital de la Pitié ; examinateur désigné pour les examens cliniques des candidats au diplôme de chirurgien dentiste. Collabore à plusieurs journaux de médecine. Officier de l'Instruction publique.

Dʳ MARX (Maurice)

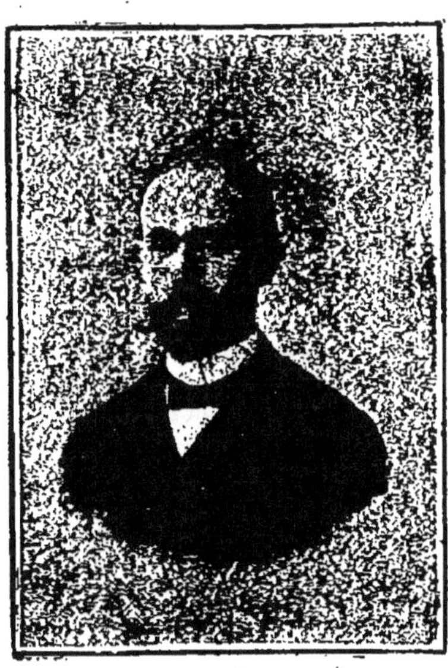

Né à Nantes, le 1ᵉʳ juin 1862. — Lauréat de l'école de médecine de Nantes, vint à Paris en 1879. — Elève de *Dujardin-Beaumetz*, de *Strauss*, de *Guyon*, de *Horteloup*, etc., etc., il étudia les maladies gentourmaires tout spécialement, ainsi que la grande chirurgie avec *Richer* et *Péan* chez lesquels il fut interne à Saint-Louis (1889).

Il passa sa thèse sur la *Colsocile postérieure*, son traitement. Reçu médecin de la ville de Paris au concours de 1890. Il fut médaillé de bronze pour soins donnés aux cholériques. Professeur à la Société des *Dames Françaises* ; membre du comité de la *Pouponnière* ; médecin de la Société de l'*Allaitement Maternel*, il est aussi chirurgien spécialiste pour les maladies des voies urinaires et gynécologiques dans plusieurs Sociétés de *Secours Mutuels : Comptoir National d'Escompte, Journalistes Parisiens, Voyageurs de Commerce, Comptables de la Seine*, etc., etc. Le docteur *Marx* est le premier qui pratiqua l'opération du *Dégraissage Chirurgical*.

Il publia des travaux originaux entre autres : *De l'usage de la cocaïne dans les rétrécissements ultimes de l'Urèthre. De l'emploi du bleu de Méthylène dans les affections des voies urinaires. Des Salsinso ovarites infantiles. Abcès Pelviens*, perforation sostoseratone guérison. *Lavage de la vessie sans sonde*, indication, contre-indication.

Dʳ MEIGE (Gilbert-Joseph-Achille) ✳.

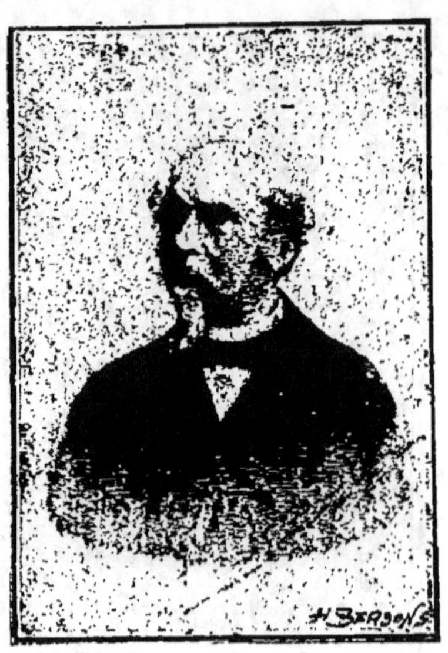

Pirou, boul. St-Germain.

Né à Montmavault (Allier). Fit ses études à Paris et y passa sa thèse en 1851 : *Du traitement des anévrismes par l'électro-poncture.*

Médecin principal en retraite. Chevalier de la Légion d'honneur.

Dr J. de MELLO-VIANNA

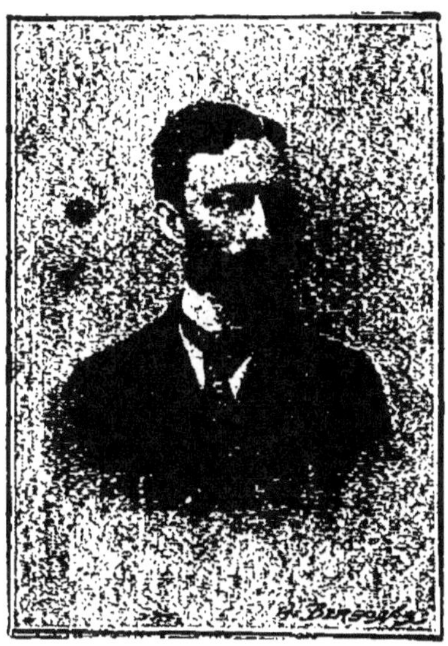

Vallois.

Né à Saint-Louis (Bresil) en 1860. Venu à Paris pour y faire des études medicales, il reste cinq ans à la Faculté et dans les meilleurs services des hôpitaux. Elève de Peter, Tillaux, Panas et Déjerine. Puis, pendant deux ans, chef de clinique ophtalmologique de Wecker. En 1893, la Faculté de médecine lui décerne une médaille pour sa thèse fort remarquable, sur les *Paralysies des muscles de l'œil*. Membre de plusieurs Sociétés scientifiques françaises et étrangères ; délégué en 1895 à la conférence sanitaire de Paris, avec les professeurs Proust, Brouardel, etc. Auteur de nombreuses publications sur la chirurgie oculaire, les affections nerveuses, etc. Vient de publier un grand ouvrage sur l'*ophtalmologic française* avec préface du professeur Panas et prépare une suite d'études sur les cliniques chirurgicales de l'étranger, qu'il a plusieurs fois visitées.

Dr MÉNARD (Saint-Yves)

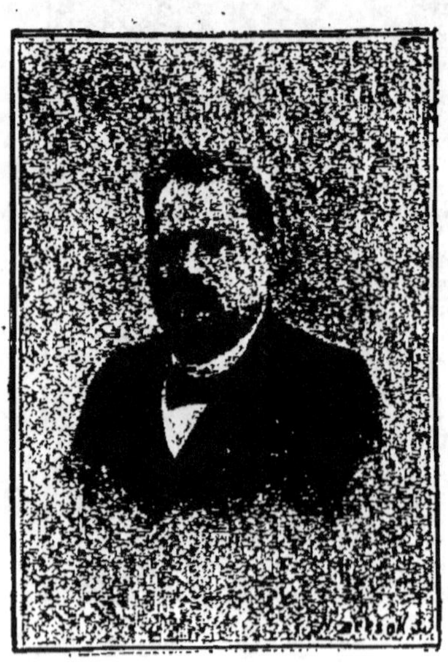

Né le 2 août 1846, á Beaugency (Loiret), —
1853-1864, élève du lycée d'Orléans ; 1868, vétéri-
naire (école d'Alfort) ; 1869, externe des hôpitaux
de Paris ; 1872-1889, directeur-adjoint du jardin
d'acclimatation ; 1873-1885, professeur de zootech-
nie à l'Ecole Centrale ; 1885, docteur en médecine
(Faculté de Paris) ; 1885, professeur d'hygiène et
d'histoire natùrelle appliquée à l'Ecole Centrale ;
1889, directeur de l'Institut de vaccine animale,
membre de la Société de médecine-vétérinaire,
membre de la Société nationale d'Agriculture.

Dr MÉNE (Edme-Edouard) O. ❊ I. ❦ C. ✠.

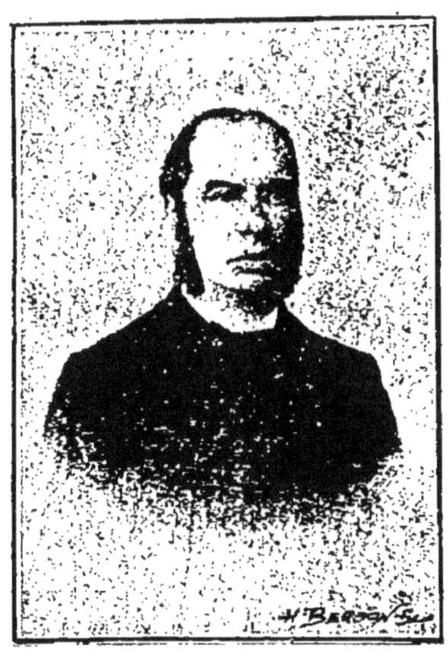

Philippon.

Né à Paris-Vaugirard. — Médecin de la maison
de santé des frères Saint-Jean-de-Dieu, de la rue
Oudinot, depuis 1872. Membre honoraire du
Conseil d'administration de la Société d'Acclimatation. Ancien président de la Société des Etudes
Japonaises-Chinoises et Indo-Chinoises en 1886.
A publié sur les *Productions végétales du Japon*
des travaux qui lui ont valu, en 1882 et en 1886,
les deux grandes médailles d'or de la Société
d'Acclimatation et en 1894 la Croix de Commandeur de l'Ordre du Trésor Sacré du Japon, Officier de la Légion d'honneur et de l'Instruction
publique.

Dr MÉNIÈRE (Emile) O. ✳.

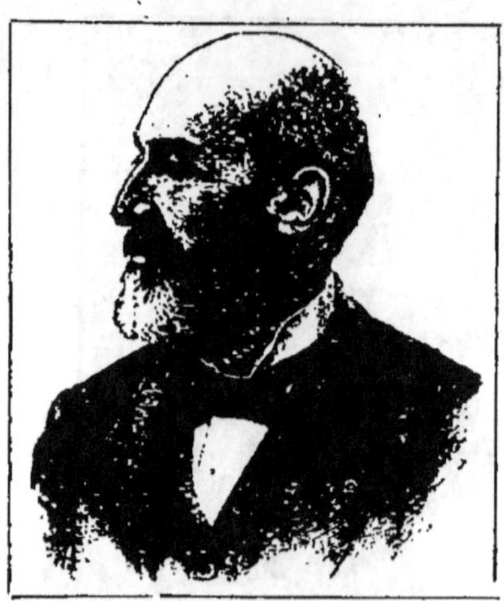

Paris-qui-Passe.

Né à Paris, le 27 novembre 1839. — Petit-fils, par sa mère, de Becquerel, le grand physicien, fils du savant Prosper Ménière, médecin en chef des Sourds-Muets, célèbre par ses travaux sur le vertige labyrinthique (maladie de Ménière) et par sa situation de médecin de la duchesse de Berry en 1833, qui lui permit de publier des volumes d'un intérêt considérable. Emile Ménière auquel il a laissé cet héritage de travail et d'honorabilité, passe en 1868 sa thèse sur les *Affections de l'oreille*. Engagé dans les ambulances en 1870. Décoré de la Légion d'honneur pour les services qu'il rendit. Médecin auriste de la Compagnie P.-L.-M., du dispensaire Furtado-Heine, de la Compagnie de l'Ouest, des maisons d'éducation de la Légion d'honneur, fondateur du dispensaire otologique. Deux fois délégué par le Ministère de l'Instruction publique à des Congrès otologiques. Médecin-adjoint des Sourds-Muets de Paris. Président de la Société d'otologie de Paris. A publié des travaux et des observations dont la liste serait considérable à reproduire. Vient de publier un *Manuel d'otologie clinique* qui est le résultat de plus de 27 ans de pratique. Officier de la Légion d'honneur.

Dr MILLÉE (Ernest)

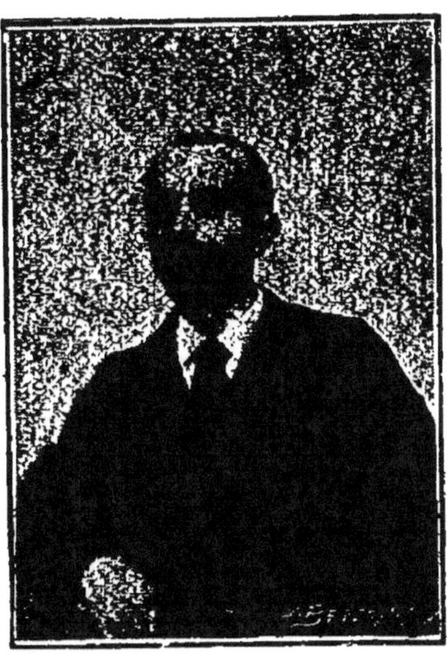

Un de nos oculistes les plus distingues. Né à Chaumont (Haute-Marne), le 13 décembre 1856. — Après de très bonnes études médicales au cours desquelles il fut successivement externe des hôpitaux de Paris, puis interne : au concours, à l'Hôtel-Dieu de St-Denis ; il débuta dans la médecine générale à Cabourg-Houlgate. Il s'y fit très rapidement une belle situation, et ses nombreux clients, amis pour la plupart, regrettent que sa santé ne lui ait pas permis de rester au bord de la mer. En 1888, il revient à Paris et s'adonne à l'étude des maladies des yeux. Il fut successivement chef de clinique du docteur Galezowski, assistant du docteur Trousseau à la clinique nationale des Quinze-Vingts et oculiste-adjoint de la fondation Isaac Péreire. Son tempérament d'artiste et sa grande habileté manuelle ne tardèrent pas à en faire un de nos plus habiles opérateurs, en même temps que le grand nombre de malades qu'il voit chaque jour, en faisait un de nos meilleurs cliniciens. Inventeur de plusieurs instruments de chirurgie spéciale ou d'appareils pour la vision. Il est également l'auteur de plusieurs publications estimées sur les maladies des yeux.

Dʳ MONOD (Charles-Edmond) ✳.

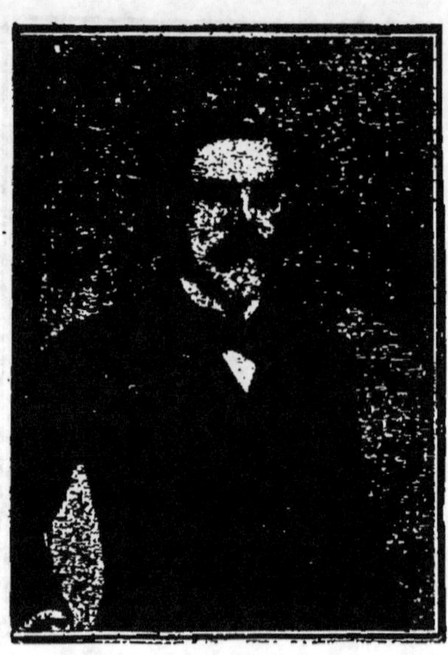

Fils du docteur Gustave Monod, le docteur Charles-Edmond
Monod, membre de l'Académie de Médecine, naquit à Paris,
le 26 septembre 1843. — Externe, puis interne des hôpitaux
(1867-68), il devint docteur et lauréat de la Faculté de Paris
en 1873 avec une thèse intitulée : *Etude sur l'angiome simple
sous-cutané circonscrit.* Chef de laboratoire à l'hôpital des
cliniques en 1874, il devint l'année suivante agrégé de
chirurgie à la Faculté. Chirurgien des hôpitaux depuis 1877,
et notamment des Incurables d'Ivry (de 1882 à 1887), puis de
Saint-Antoine, où il exerce encore ; le docteur Monod a su
acquérir dans l'enseignement comme dans la pratique de son
art une réputation bien assise. Ses conférences de pathologie
chirurgicale et d'histologie pathologique à l'hôpital des cliniques, ses conférences cliniques à Necker et à Saint-Antoine
ont été et sont toujours des plus suivies. Il a publié de nombreuses études dont la plupart ont été très remarquées. Président de la Société de chirurgie ; membre des Sociétés anato-
miques, d'anthropologie, de médecine et d'hygiène publique,
Il fait également partie de l'Association française pour l'avancement des sciences et de l'Association française de chirurgie.
Chirurgien de la maison de santé des Diaconesses et de l'hôpital protestant pour hommes, de Neuilly. Chevalier de la
Légion d'honneur.

Dʳ MORA (Alfred) A. ❀.

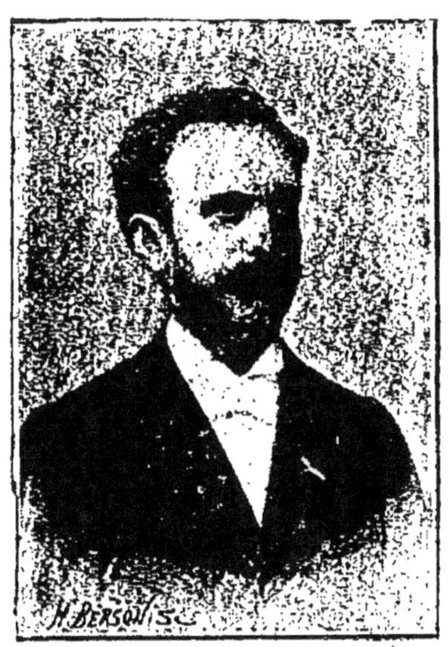

Waléry.

Né à Amblény (Aisne). — Elève du professeur Hayem. A publié une thèse très étudiée sur *les digestions gastriques et les régimes alimentaires.* Traite spécialement les maladies de nutrition et les tumeurs malignes. A publié en 1896 un traité de Physiologie mécanique : *L'homme*, qui est le premier ouvrage complet sur cette matière. Méde-cin de l'hôpital-dispensaire du XIXᵉ arrondisse-ment. Officier d'académie.

Dr MOURRET (Adolphe)

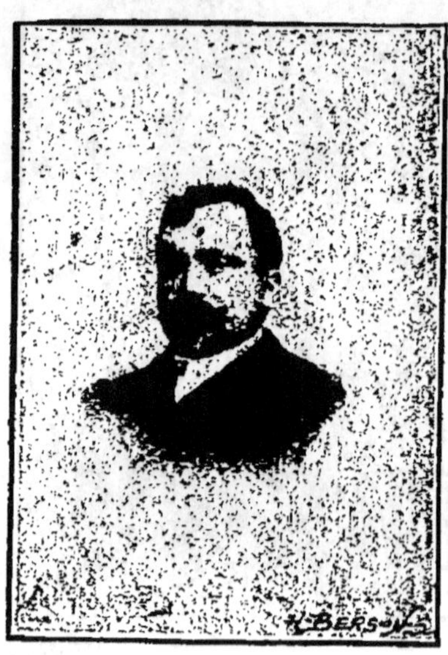

Sauvanaud.

Ne à Tarascon (Bouches-du-Rhône), le 8 décembre 1857. A fait dans sa jeunesse un voyage en Arabie avec les pèlerins musulmans d'Algérie et de Tunisie, qu'il connaissait bien, ayant passé deux ans dans les hôpitaux de la province d'Oran. Fils et frère de médecins, docteur en médecine, ancien interne des hôpitaux de Saint-Denis et du Havre. A soutenu une thèse remarquée et publié une étude sur la *Tuberculose ano-rectale*. Installé à Bray-sur-Seine depuis l'année 1887, il s'est acquis rapidement une situation de chirurgien et de médecin qui a dépassé les limites de son canton. Médecin-inspecteur des nourrissons. S'est fait remarquer pendant une épidémie de croup où il eut occasion d'opérer avec succès de nombreux enfants. Grande franchise d'allures et ardeur toute méridionale. A installé un dispensaire pour les indigents. Depuis six ans, le docteur Mourret est installé à Paris où il s'occupe des maladies des femmes et des enfants. Il a même imaginé un appareil très ingénieux : *Le panseur gynécologique* pour permettre aux femmes de se panser elles-mêmes.

Dr MOUTIER (Louis-Alexandre)

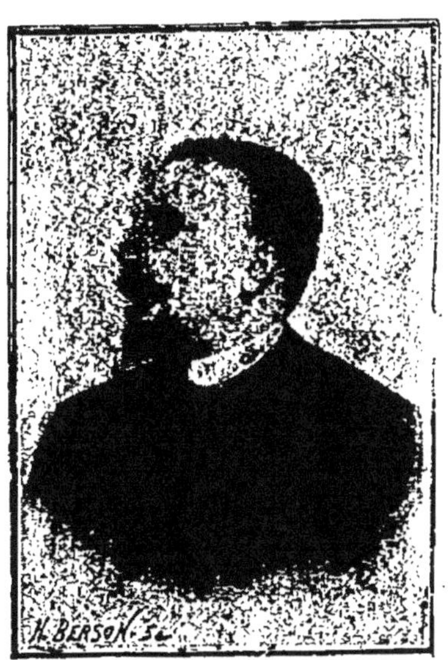

Berthaud.

Né à Paris, le 21 juillet 1857. — Fils du professeur J. Moutier. Médecin en chef du dispensaire-clinique de la Mutualité Maternelle. Médecin-inspecteur des enfants du premier âge et des crèches du département de la Seine. Membre de diverses commissions administratives. Président de la Société médicale du Louvre, etc.

A fait de nombreux travaux relatifs à la gynécologie conservatrice et à l'électrothérapie, parmi lesquels nous citerons : *Le traitement de la neurasthénie par les courants alternatifs de haute fréquence. L'influence de la Franklinisation sur la voix des chanteurs.*

Dr MOYNIER (Eugène) ✱. C. ✠. ✠. ✠. ✠.

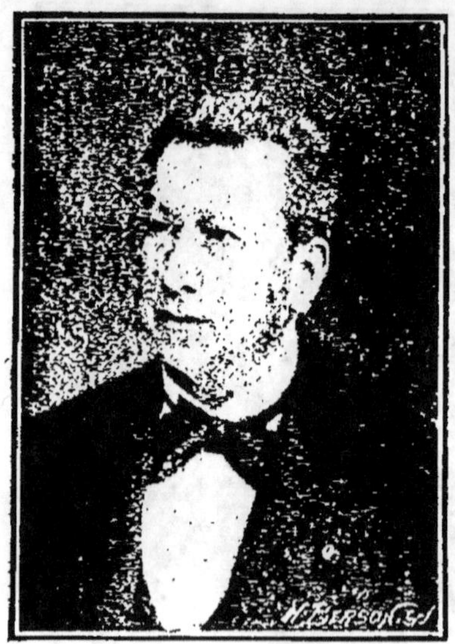

Truchelut.

Né à Paris, le 22 juin 1827. Fils du docteur Joseph Moynier. Fit ses études universitaires au collège Bourbon et ses études médicales à l'Ecole de médecine de Paris. Passa en 1855 sa thèse. Sujet : *La Chorée*. Interne en 1850 ; chef de clinique de Trousseau, à l'Hôtel-Dieu, le docteur Moynier se signala par de nombreuses publications sur le croup, la trachéotomie, la rougeole, la scarlatine, etc. Le docteur Moynier est chevalier de la Légion d'honneur ; commandeur d'Isabelle, du Nicham, chevalier de Léopold, de la Couronne, etc.

Dr OULMONT (Paul) ✳.

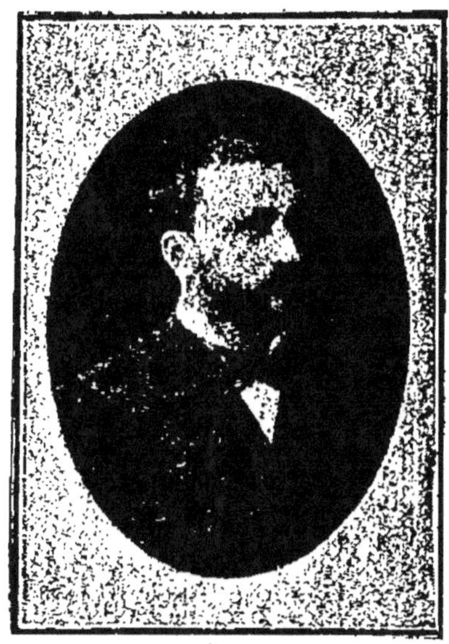

Nadar.

Interne des hôpitaux de Paris en 1873. — Lauréat des hôpitaux (Méd. d'argent) 1877. Docteur en médecine, 1878. Lauréat de la Faculté de Médecine, chef de clinique de la Faculté de Médecine en 1880. Médecin des hôpitaux en 1884. Médecin de l'asile de La Rochefoucauld, puis de l'hôpital Tenon, actuellement de l'hôpital Laënnec. Médecin de la Cⁱᵒ des Chemins de fer de l'Est, de la Cⁱᵉ Parisienne du gaz ; chargé de la consultation des maladies de l'enfance au dispensaire Isaac Pereire, à Levallois-Perret. Auteur de nombreuses publications, en particulier sur la *Pathologie nerveuse.* Chevalier de la Légion d'honneur.

Dr OZENNE

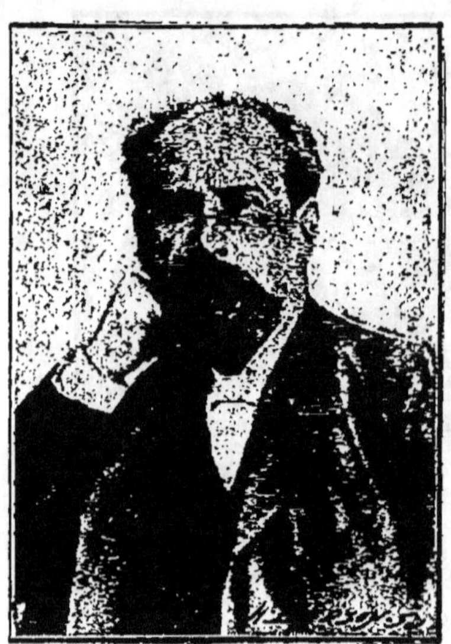

Ne à Argentan (Orne). — Interne des hôpitaux de Paris en 1879. Aide d'anatomie en 1880. Chef de clinique chirurgicale à l'Hôtel-Dieu en 1885. Lauréat de la Faculté de Médecine (thèse de 1883). Elève des professeurs Siredey, Peter, Gosselin, Berger, Le Fort, Verneuil. Chirurgien de Saint-Lazare (Concours de 1889). Secrétaire général adjoint de la Société Médicale du IXe arrondissement. Membre de l'Association française de chirurgie, de la Société anatomique, de là Société de médecine et de chirurgie pratiques, etc. Collaborateur de la *Revue des Sciences médicales en France et à l'étranger*; du *Bulletin Médical*. Fondateur en 1895 et rédacteur en chef de la *Revue des maladies cancéreuses*. Cette revue est actuellement la seule où se trouvent centralisés les travaux ayant pour objet les maladies cancéreuses. Directeur de l'enseignement de la Section du IXe arrondissement de l'Union des Femmes de France. Parmi ses nombreuses publications, citons : *Du Cancer chez les syphilitiques. Des Kystes dermoïdes sublinguaux. Pathogénie du Tétanos. Des Hémorroïdes. De l'Hydrothérapie en gynécologie*, etc., etc.

Dr PALLIER (Joannès) A. ☙.

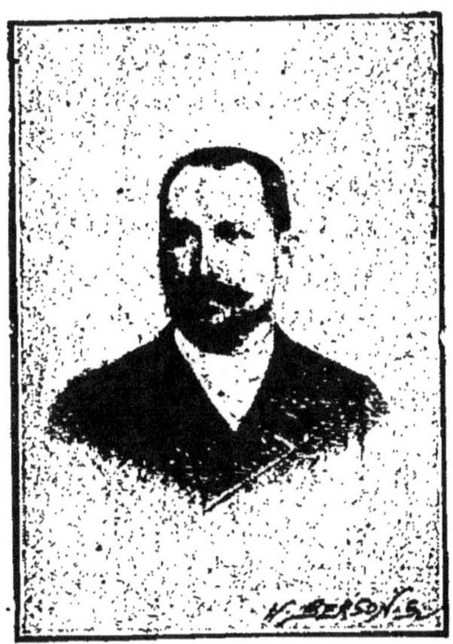

Benque.

Ne à Limoges le 27 novembre 1859. — Elève de l'Ecole de médecine de Limoges dont il fut lauréat en 1ʳᵒ et 2ᵐᵒ année. Externe, interne provisoire puis interne titulaire des hôpitaux de Paris, de 1881 à 1888. Docteur de la Faculté de Paris en 1888, avec une thèse sur les *Perifolliculites suppurées agminées en plaques*, travail très remarqué qui fut récompensé d'une médaille de bronze par la Faculté, membre de la Société française de Dermatologie et de Syphiligraphie. Officier d'Académie.

Profes^r PANAS (Photinos) ✳.

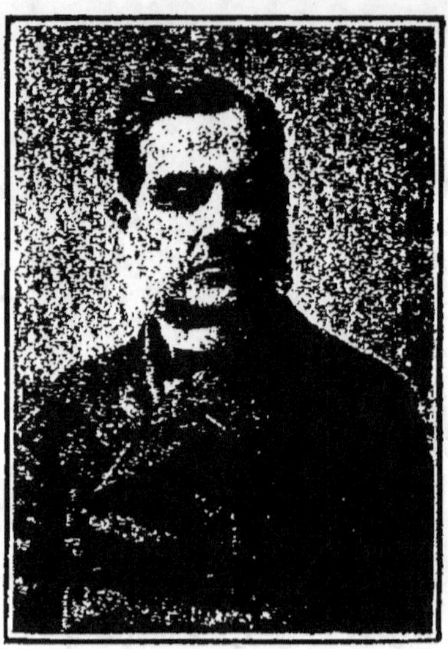

Pirou, boul. St-Germain.

Ne dans l'île de Céphalonie, en 1832. — Venu en France etudier la médecine à la Faculté de Paris, il fut reçu docteur en 1860 avec une remarquable thèse sur l'*Anatomie des Fosses nasales et des Voies lacrymales*. Naturalisé Français, le docteur Panas était en 1863 reçu agrégé avec une thèse sur les *Cicatrices vicieuses et les moyens d'y remédier*. La même année, il était nommé chirurgien du Bureau Central. Il a fait un service chirurgical dans presque tous les hôpitaux (Bicêtre, Lourcine, Midi, Saint-Antoine, Saint-Louis), En 1873, il était chargé du cours d'ophtalmologie et il publiait ses leçons sur le *Strabisme et les paralysies oculaires*. Il publiait ensuite d'autres travaux importants sur *Les affections de l'appareil lacrymal*. *Les maladies inflammatoires des membranes internes de l'œil*. *Les Rétinites*. *L'anatomie pathologique de l'œil*, en collaboration avec M. Rémy. En 1879, il était nommé professeur titulaire d'ophtalmologie La même année, il entrait à l'Académie de Médecine. Ajoutons que le docteur Panas est un spécialiste de l'œil et qu'il jouit d'une renommée universelle. Chevalier de la Légion d'honneur;

Dr PÉRIER (E.)

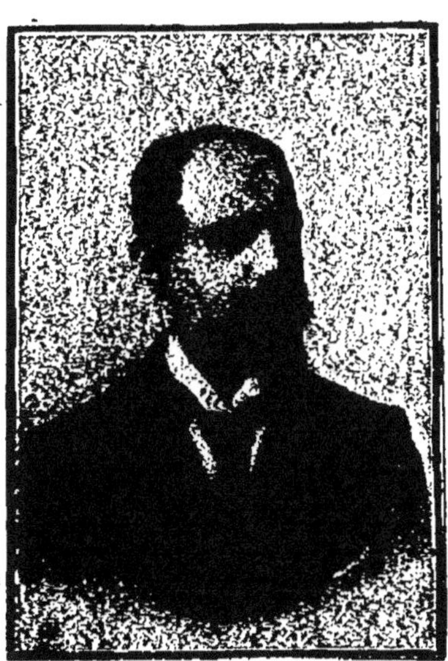

Mulnier.

▪ Né en 1854 dans le département du Gard. — S'est acquis sous les auspices de son maître, J. Simon, une grande situation comme médecin d'enfants. Ses principaux ouvrages sont : *La Première Enfance. La Seconde Enfance. L'adolescence. L'Art de soigner les enfants malades. Consultations sur les maladies des Enfants. Stations médicales dans les maladies des Enfants, etc.* Membre des principales Sociétés savantes de Paris : Société française d'hygiène ; médico-chirurgicale ; médico-pratique, etc. Rédacteur en chef de *La médecine Infantile.*

Dr PEYROT (J.-J.) ❋.

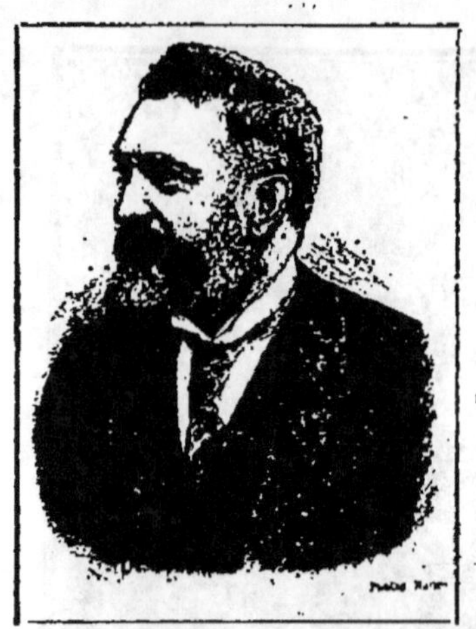

La Médecine Moderne.

Né à Périgueux, le 19 novembre 1843. — Externe en 1867 ; interne l'année suivante. La guerre de 1870 interrompait ses études, mais il les continuait bravement sur le champ de bataille, en prenant du service dans l'ambulance Tillaux. En 1876, il était reçu docteur avec une remarquable thèse : *Étude anatomique et clinique sur le thorax des pleurétiques et sur la pleurotomie*. L'année suivante, il était nommé prosecteur et, en 1878, chirurgien du Bureau Central. En 1880, il était reçu agrégé avec une thèse sur *L'intervention chirurgicale dans l'obstruction intestinale*. Pendant la guerre Turco-Russe, il recevait, avec le docteur Bouilly, une mission du gouvernement français, et en soignant les blessés, après Plewna, il se livrait à une étude approfondie des blessures produites par les armes à feu. Chirurgien à Lariboisière depuis 1887. Le docteur Peyrot a collaboré au *Manuel de pathologie externe des quatre agrégés*. Il a fait les *Affections du Thorax* dans le grand traité de chirurgie de Duplay. Il a fait, en outre, de nombreuses et importantes communications aux Sociétés de médecine. Président de la Société Périgourdine de Paris. Chevalier de la Légion d'honneur.

Dr PICQUE (Lucien)

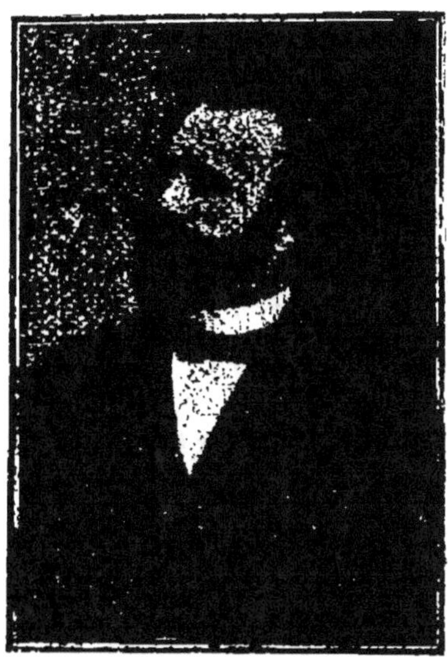

Né en 1853. — Débuta dans la médecine militaire comme
attaché à l'hôpital du Gros-Caillou. à Paris, après le concours de 1877 où il avait été classé dans les premiers. Chef
de clinique en 1881 dans le service du docteur Gosselin, à
la Charité. Puis en 1884, chef de clinique à l'Hôtel-Dieu,
dans le service du professeur Richet qui lui confia une
partie de son enseignement, de 1885 à 1886. Chirurgien des
hôpitaux au concours de 1887. Pendant sept ans, il fait,
comme chirurgien du Bureau Central, la suppléance de son
maître et ami, le docteur Pozzi. Il fut, de même, assistant
de M. Périer dans son service de chirurgie générale. Depuis
douze ans, chirurgien des asiles d'aliénés du département
de la Seine ; depuis 1895, chirurgien titulaire des hôpitaux
à l'Hospice des Ménages d'Issy, ainsi qu'à celui des incurables d'Ivry. Actuellement chirurgien de la maison Dubois.
Successeur du docteur Pozzi, comme secrétaire général des
Congrès de chirurgie, c'est lui qui a organisé le premier
congrès provincial de l'Association de chirurgie, à Lyon. Il
eut, en outre, l'honneur d'accompagner MM. les Professeurs
Guyon et Ollier, à Berlin, pour y représenter officiellement
l'Association française de chirurgie. A publié de nombreux
rapports à la Société anatomique, de 1882 à 1888, ainsi qu'à
la Société de chirurgie, depuis 1888. Citons aussi des articles dans le Dictionnaire Encyclopédique et dans l'Encyclopédie internationale de chirurgie ; un travail important
sur les *Anomalies du développement et les maladies congéni-
tales du globe de l'œil*, etc., etc.

Dr PIETKIEWIEZ (Valérien)

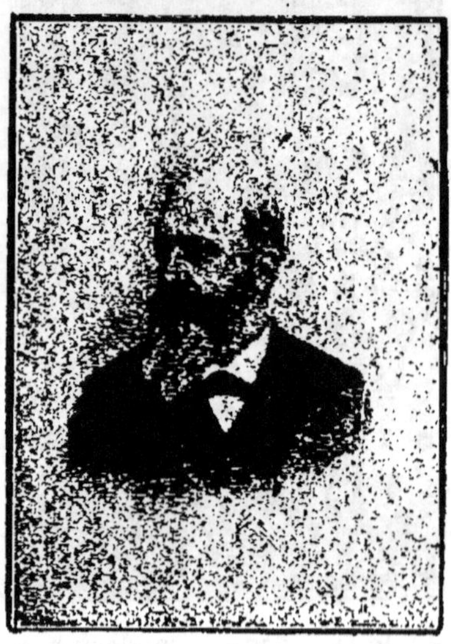

Dagron.

Ne à Tours. — Aide d'anatomie et lauréat de l'Ecole
de Tours (Méd. 1865. — Mention 1866). Externe des hôpitaux de Paris (Méd. 1871). Aide-chirurgien à la 5° ambulance de la Société Française de Secours aux blessés et
malades des armées de terre et de mer (1870). Croix de
bronze (1871). Chirurgien aide-major au 2° bataillon de la
1re légion des mobilisés de la Haute-Savoie (1870-71).
Elève de l'Ecole pratique des Hautes études. Docteur de la
Faculté de Paris (1876). Lauréat de la Faculté de Paris
(Méd. de bronze 1876). Membre des Sociétés : d'Anthropologie, de Médecine publique et d'Hygiène professionnelle,
Médicale de l'Elysée, membre fondateur et vice-président
de la Société de Stomalogie. Président de la Société médicale des dentistes des hôpitaux de Paris. Dentiste de
l'Hôtel-Dieu, du Lycée Saint-Louis, de l'Hospice des
Quinze-Vingts, de la Clinique nationale ophtalmologique.
Examinateur désigné pour les examens cliniques des candidats au diplôme de chirurgien dentiste. A publié de très
nombreux travaux et collabore à la plupart des publications
médicales.

Mme EDWARDS-PILLET (Blanche) A.✺

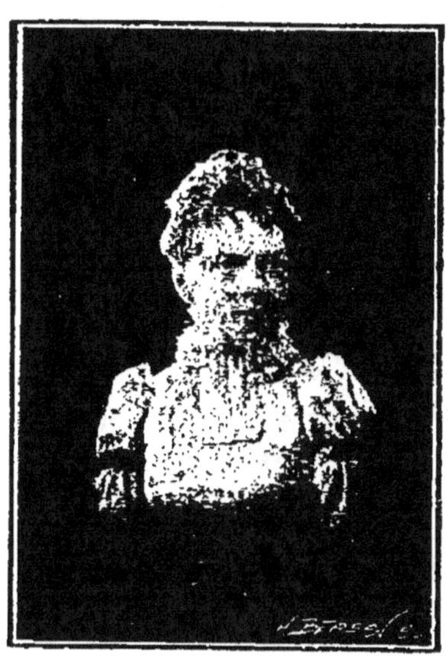

Pirou, boul. St-Germain.

Née à Milly (Seine-et-Oise), en 1858. — Passa ses baccalauréats à la Sorbonne et fit ses études médicales à Paris. Soutint sa thèse de doctorat en 1889 sur l'*Hémiplégie dans quelques affections nerveuses (ataxie, sclérose en plaques, hystérie)*. Externe des hôpitaux en 1882. Interne provisoire aux Enfants assistés (1887) et à la Maternité (1888). Officier d'Académie, médecin de la Crèche du 1er arrondissement, du Lycée Lamartine, de l'Allaitement maternel. Professeur des Infirmières de la Ville de Paris (Ecole de la Salpêtrière), des Dames françaises, de l'Association philotechnique. Mme Edwards-Pillet, qui est la fille du docteur Edwards, médecin à Neuilly-sur-Seine, a publié plusieurs ouvrages originaux sur la gynécologie, sur les maladies des nerfs et les maladies de l'enfance : sur des sujets d'hygiène à propos desquels elle a fait des conférences. Elle s'adonne plus particulièrement aux diverses branches de la gynécologie, tant médicale que chirurgicale, et est actuellement la seule qui fasse de la gynécologie opératoire.

Dr PILLET (Henry-Alexandre) A. 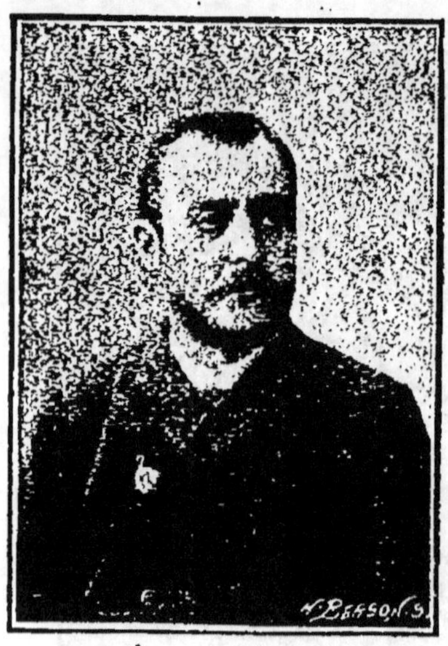

Pirou, boul. St-Germain.

Né à Paris, en 1861. — Etudes médicales à Paris. Passa en 1892 une brillante thèse de doctorat. Lauréat de la Faculté de médecine, de l'Assistance publique ; ancien interne lauréat des hôpitaux ; préparateur d'histologie à la Faculté ; chef de laboratoire de la Clinique chirurgicale de la Charité ; conservateur du Musée Dupuytren. Membre des Sociétés académiques (prix Godard), d'anthropologie, de zoologie, de biologie. Professeur à l'Ecole municipale d'infirmiers de la Salpêtrière. Officier d'Académie. Auteur de très nombreux travaux d'histologie pure, d'anatomie pathologique et de clinique expérimentale.

Dr PIOGEY (Emile) A. ✠. O. ✠. C, ✠.

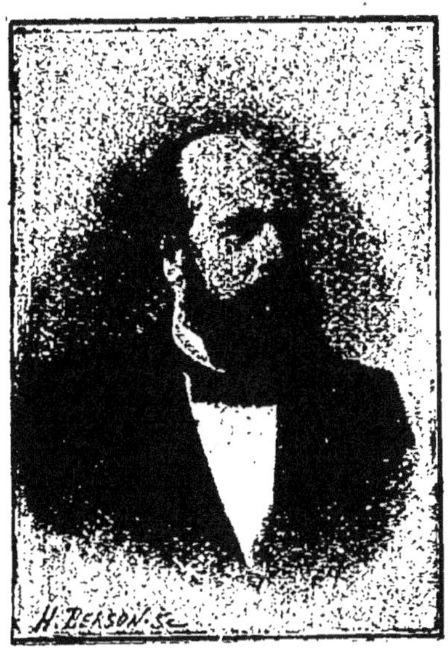

Mathieu-Deroche

Né à Châtillon-sur-Seine, le 7 juillet 1852. —
Fit ses études au Collège de Châtillon. Ancien
interne provisoire des hôpitaux. Passa sa thèse
en 1882, sur la *Bronchopneumonie expérimentale*.
Lauréat de la Faculté, ancien préparateur au
laboratoire de physiologie et de pathologie expé-
rimentales du professeur Duvignaud. Ex-médecin
de l'Asile national de la Providence. Médecin des
Postes et des Télégraphes. Officier d'Académie,
Officier du Nicham-Iftikar, Chevalier d'Isabelle la
catholique, Commandeur de l'Ordre de Bolivar.
Vice-président de la Société clinique des Praticiens.

Dr POITOU-DUPLESSY ❋

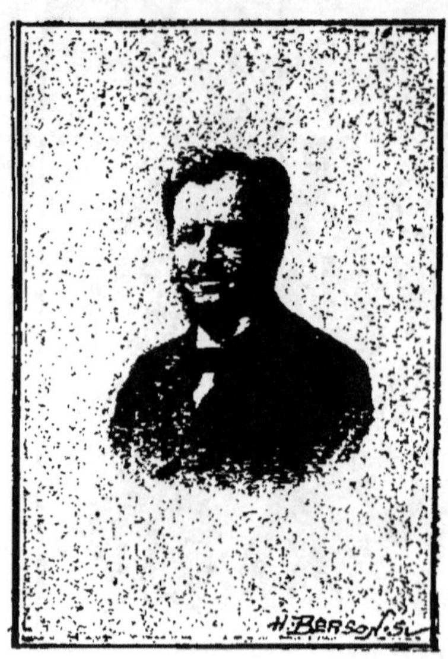

Pirou, boul. St-Germain.

Né à Paris, en octobre 1836. — Ancien médecin principal de la marine militaire, ancien agrégé des Ecoles de médecine navale et professeur d'accouchement de l'Ecole de Rochefort. Membre de la Société de médecine pratique et d'hygiène professionnelle, de la Société d'Obstétrique et de Gynécologie de Paris. Ancien président (1893) de la Société Médicale du XVIIe arrondissement. Vice-président (1897) du Conseil général des Sociétés médicales de Paris. A publié de nombreux travaux dans les « Archives de médecine navale (1865-1887) ». A présenté au Congrès de chirurgie (1886) un appareil pour l'*Anesthésie chloroformique.* A publié en 1892, dans les comptes rendus de la Société d'Obstétrique et de Gynécologie, les détails de son procédé d'*Anesthésie mixte par bromure d'Ethyle et chloroforme,* procédé donnant une grande sécurité pour les anesthésies chirurgicales les plus longues et appliqué également avec succès aux accouchements. Ce procédé a été adopté par plusieurs chirurgiens français et étrangers. Chevalier de la Légion d'honneur.

Dr POULAT (Louis-Charles-Henri)

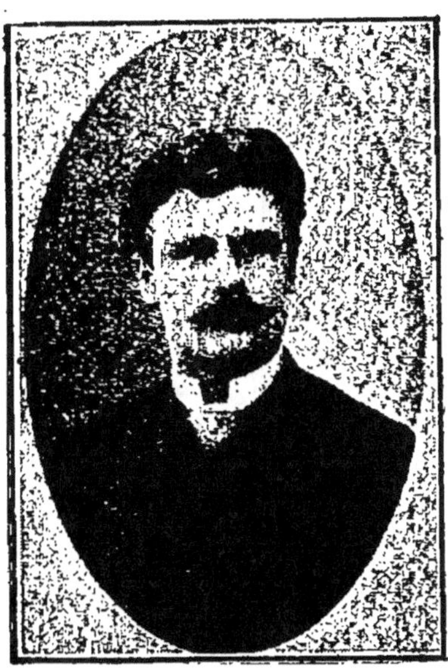

Pirou, boul. St-Germain.

Reçu docteur en 1891. — Élève de A. Desprès et du professeur Germain Sée. S'occupe spéciale-ment des maux de gorge et des affections de poi-trine. Soigne la tuberculose pulmonaire par la *médication hypodermique antiseptique.*

Sa méthode, qui compte actuellement de nom-breux succès, est antérieure à la sérothérapie moderne appliquée au traitement de la phtisie. Elle donne les mêmes résultats que les injections de sérum simple et a droit de priorité.

Dr POZZI (Samuel) O. ❋.

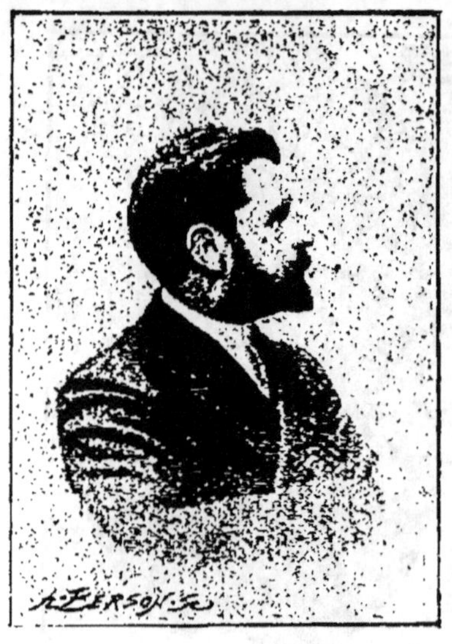

Otto.

Né à Bergerac, le 3 octobre 1846. — Élève de Broca. S'est adonné particulièrement aux études d'anthropologie. Professeur agrégé à la Faculté en 1875. Chirurgien du Bureau central en 1877. Attaché à l'hôpital Broca en 1883, s'appliqua à l'étude de la gynécologie et publia sur la question des travaux considérables couronnés par un magnifique *Traité de Gynécologie clinique et opératoire* qui a été traduit en toutes les langues européennes. Fondateur du Congrès Français de Chirurgie. Membre de l'Académie de Médecine. Président, en 1888, de la Société d'Anthropologie. Membre des principales Sociétés savantes de France et de l'Etranger, il jouit dans le monde entier d'une grande réputation. Officier de la Légion d'honneur, sénateur.

Dr PRENDERGAST (Vincent)

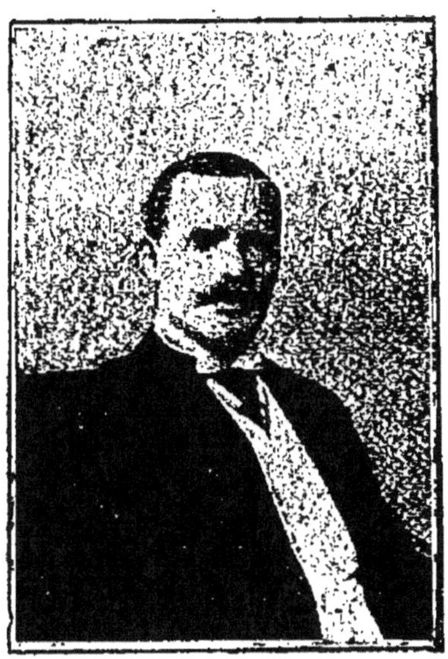

Né en Irlande, en 1860. — Ancien interne des hôpitaux de Londres, docteur des Facultés de Londres, de Dublin et de Paris en 1892. Membre du Collège Royal des Médecins de Londres.

Profes^r PROUST (Achille-Adrien) C. ✳.

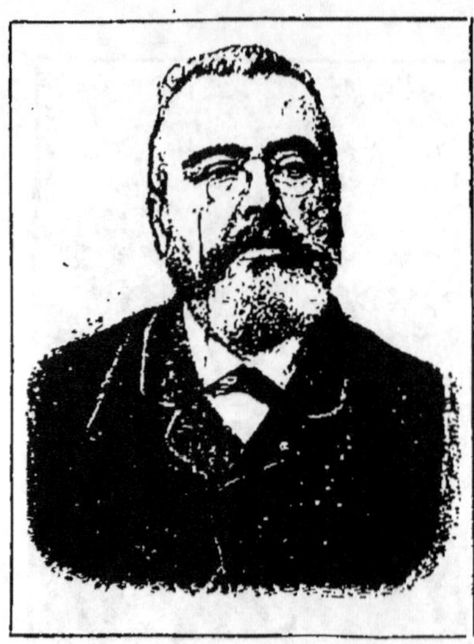

La Médecine Moderne.

Né à Illiers (Eure-et-Loir), le 18 mars 1834. — Suivit le cours de la Faculté de Paris et fut reçu docteur en 1862. Deux ans plus tard, il publiait avec M. Mayaud les conférences de clinique médicale faites à la Pitié par M. Béhier. Agrégé de la Faculté de Médecine en 1866 avec une thèse sur les *différentes formes de ramollissement du cerveau.* Parmi ses œuvres principales, citons : *L'Aphasie. Essai sur l'hygiène internationale et ses applications contre la peste, le choléra, la fièvre jaune et autres maladies épidémiques. Traité d'hygiène publique et privée. Les Éléments d'hygiène. Le choléra. Étiologie et prophylaxie.* En 1879, l'Académie de Médecine l'appelait à remplacer Tardieu dans la section d'Hygiène et de Médecine légale. Le professeur Proust est depuis 1884 inspecteur général des services sanitaires. Il occupe dans cette branche si importante de services publics, une haute situation et jouit en France et à l'étranger d'une notoriété considérable. Il n'est pas d'épidémie, pas de danger public où son intervention courageuse ne soit nécessaire. Commandeur de la Légion d'honneur.

Dr QUEUDOT (C.)

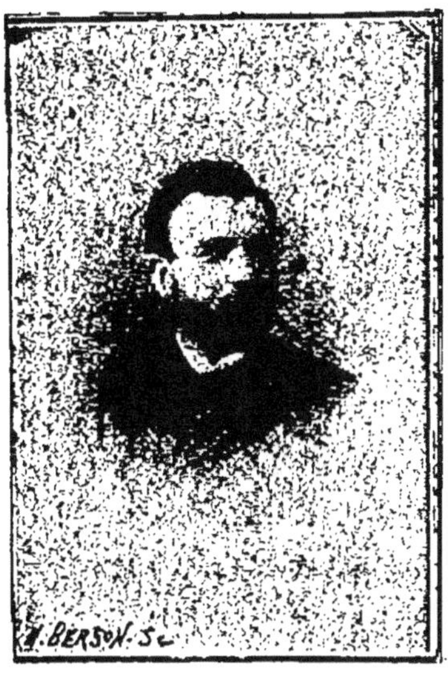

Sauvager.

Externe des Hôpitaux de Paris, en 1878. Docteur de la Faculté de Paris, en 1882.

Dentiste des Hôpitaux. Professeur à l'Ecole Odontologique. Président de la Société Odontologique.

Dr RABION (Louis-Martial)

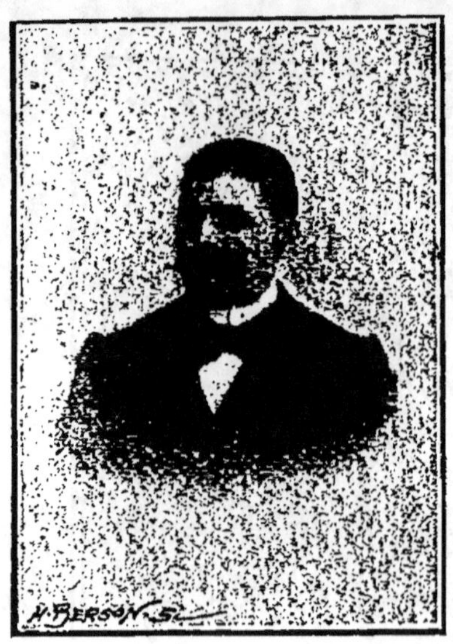

Grob.

Né à Eu (Seine-Inférieure), le 27 novembre 1857. — Fit ses études à Paris. Elève du Professeur Potain. Il passa, en 1885, sa thèse de doctorat : *Contribution à l'étude des souffles extra-cardiaques.*

Lauréat de la Faculté de Paris. Prix Corvisart (1881). Membre de la Société du IXe Arrondissement, du Syndicat des Médecins de la Seine, de la Société Médico-Chirurgicale. Membre de la Commission administrative des médecins de France.

Dr de RANSE (Félix-Henri) ✳

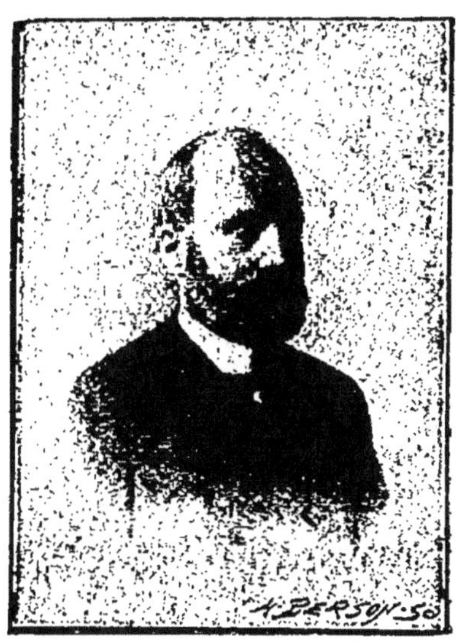

Chalot.

Né à Razimet (Lot-et-Garonne), le 12 juillet 1834. — Fit ses études à la Faculté de Médecine de Paris. En 1857, externe des hôpitaux ; en 1858-59, élève civil requis ; (fonctions d'interne) à l'hôpital militaire de Vincennes. Passa sa thèse le 22 juillet 1861 : *Considérations sur la nature et le traitement des névralgies*. De 1861 à 1865, médecin civil requis à l'hôpital des Invalides. En 1870-71, médecin chef de l'ambulance des Irlandais ; chef de service comme médecin-major à l'ambulance militaire du Luxembourg. Ancien président de la Société d'Anthropologie, de la Société Médico-Chirurgicale, de la Société de Médecine de Paris, de la Société d'Hydrologie. Membre correspondant de l'Académie de Médecine. L'un des doyens de la Presse médicale. Depuis plus de trente ans rédacteur en chef ou directeur de la *Gazette Médicale de Paris* où il a pris une part active à la discussion de toutes les grandes questions d'ordre scientifique et professionnel. Médecin consultant aux Eaux de Néris-les-Bains (Allier). A publié de nombreux travaux sur la clinique thermale. Président du dernier Congrès international d'Hydrologie tenu en 1896 à Clermont-Ferrand. Chevalier de la Légion d'honneur.

Dr RECLUS (Paul)

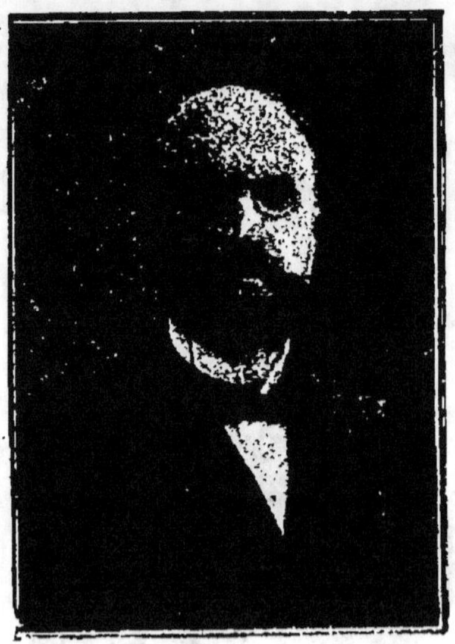

Nadar.

Né à Orthez (Basses-Pyrénées) en 1847. — Appartient à une illustre famille de savants. Professeur agrégé de la Faculté de Paris, chirurgien de la Pitié, membre (le plus jeune) de l'Académie de Médecine. Auteur, avec le docteur Duplay, du *Grand Traité de chirurgie*. Auteur du *Manuel des quatre agrégés*. A découvert la cocaïne. Parmi ses autres travaux les plus importants, on cite : *De la cocaïne en chirurgie, Maladie kystique de la mamelle*, qui a pris le nom de *Maladie de Reclus. Tubercule du testicule* (thèse). *Syphilis du testicule*. Lauréat de la Faculté de Médecine, de l'Académie de Médecine et de l'Académie des Sciences.

Dr RENAULT (Jules)

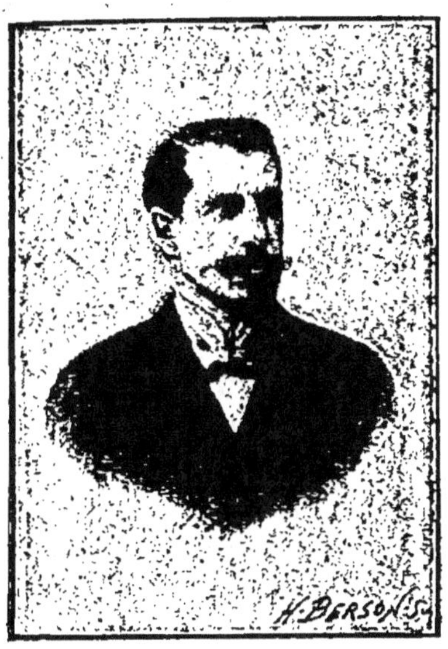

Né à Premery (Nièvre) le 2 août 1864. — Fit
ses études à la Faculté de Paris et passa, en 1893,
sa thèse : « Du Bactérium coli dans l'infection
urinaire ». Externe en 1886, interne en 1888.
Chef de clinique des maladies des enfants en
1896, il a publié en collaboration avec le professeur Debove (1892) ; *Ulcère de l'estomac*, et, en
collaboration avec le docteur Achard, des travaux
qui montrent que le microbe habituel des infec-
tions urinaires n'est pas un microbe spécial, mais
le bactérium coli (1891-93). Le docteur Renault
collabore au *Manuel de médecine* et au *Traité des
maladies de l'enfance.*

Dr REYNIER (Paul)

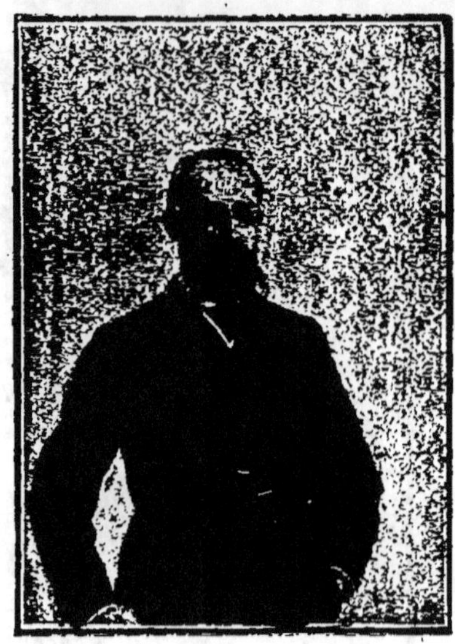

Né à Paris en 1851. — Chirurgien à Lariboisière. Docteur en médecine en 1880. Chirurgien des hôpitaux en 1882. Agrégé en 1883. Sa thèse inaugurale et sa thèse d'agrégation ont été fort remarquées. C'est un praticien des plus distingués qui s'est livré à de patientes recherches et a fait des travaux fort appréciés.

Dr RIBEMONT-DESSAIGNES ✽. A. ❂.

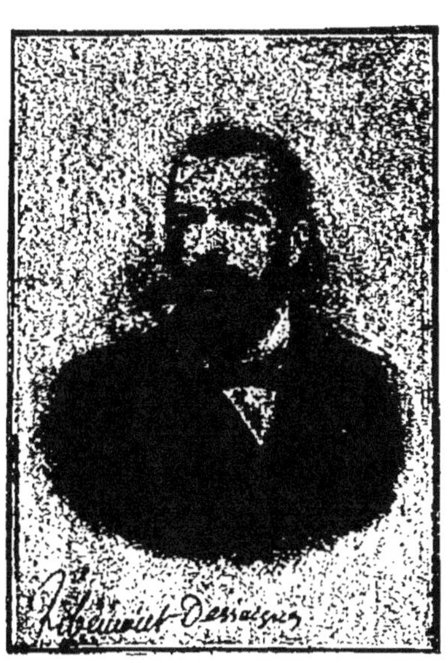

Né à Vendôme, le 27 octobre 1847. — Externe des hôpitaux en 1869. Interne en 1873. Chef de clinique d'accouchement en 1880. Accoucheur des hôpitaux en 1882. Agrégé à la Faculté en 1883. Actuellement, accoucheur de la Maternité de Beaujon. Le docteur Ribemont-Dessaignes, qui jouit d'une réputation largement méritée, a publié de nombreux ouvrages, parmi lesquels nous citerons : *Anatomie topographique du fœtus. Application à l'obstétrique* (thèse inaugurale). Des mémoires et des observations relatifs à l'obstétrique et un *Précis d'obstétrique* (en collaboration) qui a eu déjà deux éditions et dont les figures sont pour la plupart originales et dessinées par le docteur lui-même. Officier d'Académie. Chevalier de la Légion d'honneur en 1890.

Dr RICHELOT (Gustave) ✳.

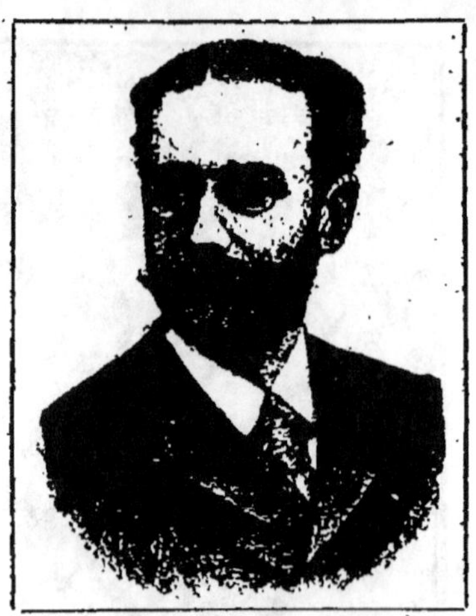

Paris-qui-Passe.

Né à Paris, le 14 novembre 1844. — Médaille de l'Internat en 1872. Docteur en médecine en 1873 avec une thèse sur la *Péritonite herniaire et ses rapports avec l'étranglement*. Professeur agrégé en 1878. Chirurgien des hôpitaux en 1880. Il ne tarde pas alors à prendre rang parmi les jeunes chirurgiens auxquels l'Ecole Française doit d'avoir reconquis et maintenu sa bonne renommée. Depuis, sa réputation n'a fait que grandir. Ses travaux sont tellement nombreux qu'il ne faut pas penser pouvoir les énumérer ici. Il contribua avec ardeur aux récents progrès des inventions contre les maladies abdominales. Dans la chirurgie de l'intestin, il pratiqua un des premiers la cure radicale des hernies et des hydrocèles-congénitales, par la résection complète du conduit vagino-péritonéal. Il consacre la majeure partie de ses efforts à la pratique de la gynécologie. Membre de la Société de chirurgie, de la Société Obstétricale et Gynécologique, de la Société française de Dermatologie et de Syphiligraphie. Chirurgien de l'hôpital Saint-Louis. Membre de la Société de Médecine de Paris. Elu à l'Académie de Médecine, dans la section de Médecine opérative, par 71 voix sur 82 votants, le mardi 6 avril 1897. Chevalier de la Légion d'honneur.

Dr RIVIÈRE (Alexandre-Joseph)

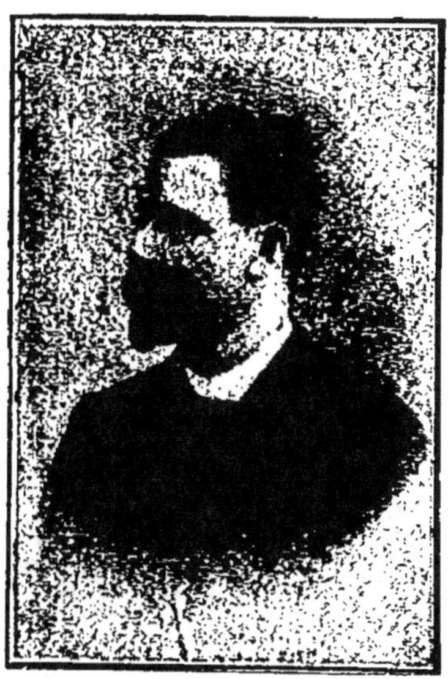

Rambert.

Né le 20 février 1860 à l'île Maurice ; après de brillantes études faites au lycée de la Réunion, il fut envoyé en France aux frais de cette colonie. — Licencié ès-sciences et docteur en médecine en 1884 avec une thèse intéressante sur le *Nervisme*, il retourna à cette époque à l'île Maurice.

Le Dr *Joseph Rivière* est un savant électrothérapeuthe, il possède au nº 25 de la rue des Mathurins un établissement cité comme un modèle du genre. Un des premiers en France il appliqua les bains de lumière électrique à la cure de l'anémie, de la chlorose et de la tuberculose, les bains hydro-électriques à celle des maladies de la peau, les névroses, etc. ; les courants de haute fréquence pour la guérison de l'arthritisme, du diabète, de la goutte, de l'obésité ; le massage vibratoire, les douches statiques, les pulvérisations balsano-antirphiques ozonisées pour différentes affections. L'usage des rayons Roentgen pour l'exploration des organes profonds et la cure de la tuberculose a aussi donné, par ses recherches et ses travaux, de nouveaux résultats scientifiques.

Le Dr J. Rivière a écrit : *Le Positivisme en médecine* et des mémoires d'un grand intérêt dans les organes scientifiques, il est, enfin, l'inventeur de quelques instruments chirurgicaux.

Dʳ ROCHON-DUVIGNEAUD (J.-F.-A.)

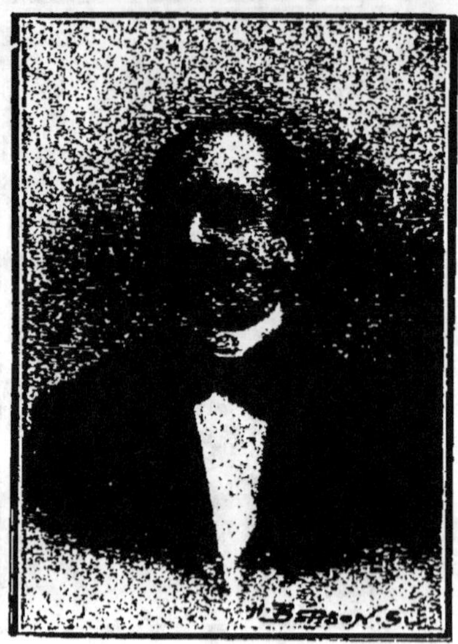

Reutlinger,

Né à Ribérac (Dordogne), le 7 avril 1863. — Ancien aide d'anatomie et préparateur d'histologie de la Faculté de Bordeaux. Ancien chef de laboratoire et chef de clinique ophtalmologique de la Faculté de Paris. Passa, en 1892, sa thèse de doctorat : *Recherches sur l'angle de la Chambre antérieure et le canal de Schlemm.* Interne des hôpitaux de 1889 à 1892. Médecin assistant du service d'ophtalmologie de l'Hôpital Lariboisière. Auteur d'un *Traité Iconographique d'anatomie de l'œil* et de divers articles d'ophtalmologie pratique et scientifique publiés par la *Gazette des Hôpitaux*, les *Archives d'ophtalmologie*, etc.

Dr ROSEMBLITH (Jérôme)

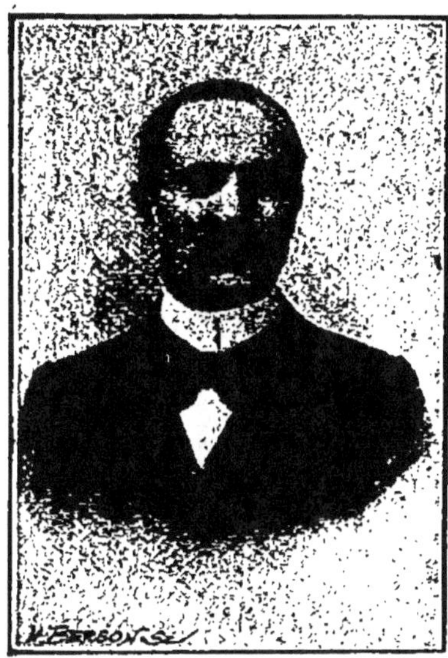

Chéragian.

Né à Ackermann (Russie), le 5 juin 1857. — Fit à Montpellier trois années d'études médicales et les quatre dernières années à Paris, où il passa son doctorat le 6 mai 1884 avec une thèse : *Etude sur quelques cas de cirrhose hypertrophique graisseuse.* A fait ses études secondaires à l'Ecole réale de Kichinelo, chef-lieu de la Bessarabie. Après sa thèse, a commencé par la médecine générale, puis s'est consacré à la massothérapie. Par ses publications ayant trait à différentes affections traitées par le massage, il occupe une place marquée parmi les premiers spécialistes en massothérapie de la capitale. Citons, parmi ses publications : *Crampe intentionnelle du deltoïde, massage quotidien. Traitement des entorses par le massage. Le traitement des fractures par le massage et la mobilisation précoce. Le massage et le traitement de l'accès de goutte aigue*, etc.

Dr ROULIN (Louis-Victor-Pierre)

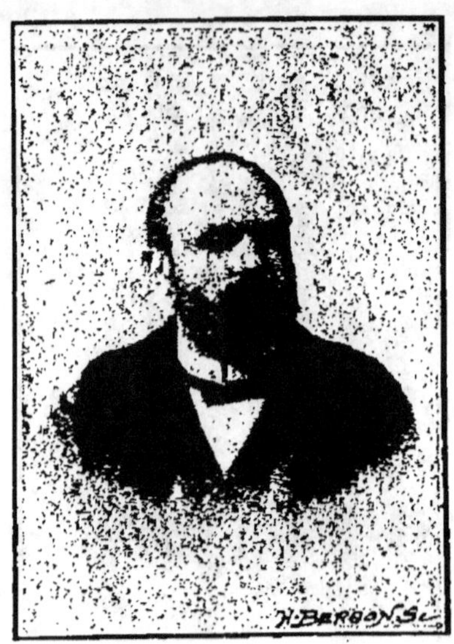

Chardon :t.

Né à Eyriselles-le-Bocage (Yonne), en 1849. — Docteur de la Faculté de Paris en 1878 ; ancien externe des hôpitaux de Paris et de la clinique d'accouchement.

Membre de plusieurs Sociétés médicales et, notamment, de la Société médico-pratique et de médecine et de chirurgie pratiques.

A fait plusieurs publications dont l'une, sur le *Traitement de la Diphtérie*, sous l'inspiration de son maître, Bouchut, lui a valu une récompense de l'Académie de médecine.

Dr ROUSSEAU (L.-J.) A. ✿.

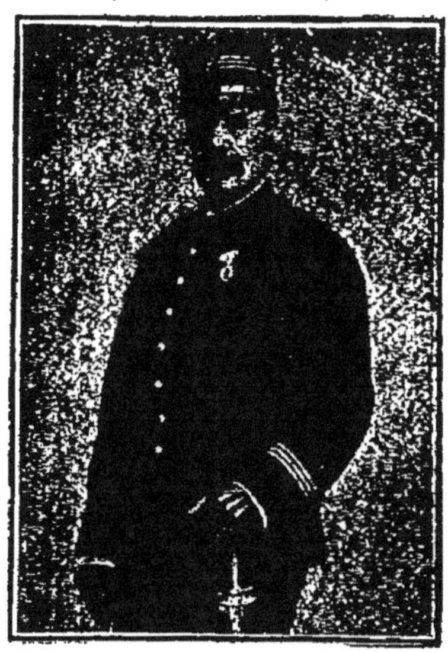

Léon Joré.

Né à Hirson (Aisne), le 11 mars 1846. — Docteur en médecine de la Faculté de Paris. A été successivement médecin, chirurgien en chef de l'Hospice départemental de l'Aisne et de l'Hôtel-Dieu de la ville de Laon ; médecin-légiste de la Compagnie des Chemins de fer du Nord ; directeur général de l'Ecole dentaire française, etc., etc. Depuis près de douze ans, il occupe à Paris une situation professionnelle qu'il s'est créée lui-même par un labeur incessant et dévoué. Il a collaboré pratiquement et scientifiquement dans de nombreuses sociétés professionnelles et publiques.

Les palmes académiques lui ont été données à la suite du professorat dans les Ecoles normales et autres cours d'enseignement civil et militaire.

Dr ROUSSEL (X.)

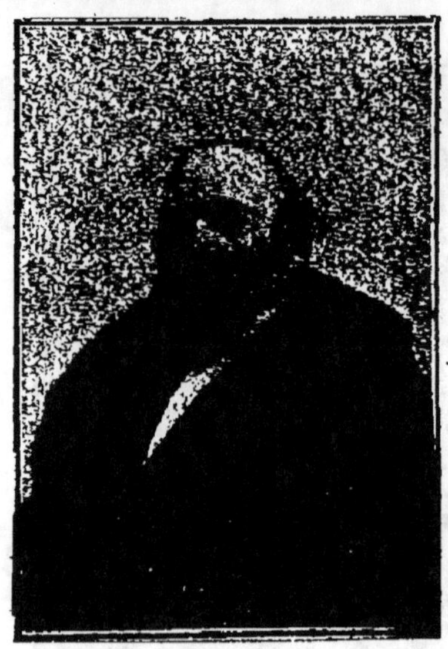

Fontenelle.

Né à Briey. — Fit ses études à Strasbourg et passa sa thèse en 1859.

Ancien rédacteur de la *Gazette Homéopathique de Metz*, ancien médecin chef de l'Hôpital Saint-Vincent pendant l'année 1870.

Dʳ ROY (Maurice)

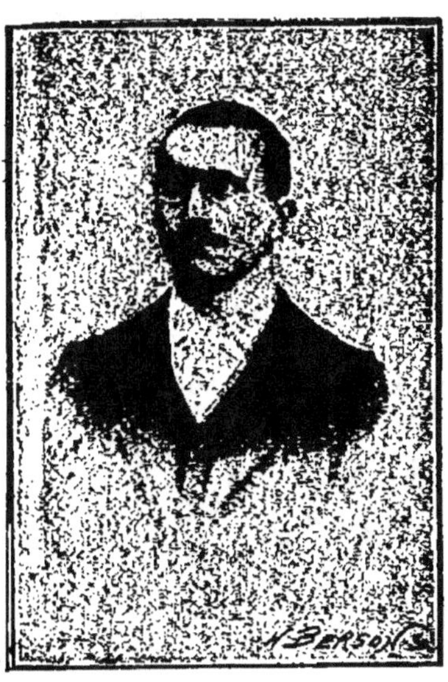

Né le 24 décembre 1866, à Nemours (Seine-et-Marne.) —
Docteur en médecine en 1894 avec une thèse sur la *Prothèse
immédiate et la prothèse tardive dans les résections du maxillaire inférieur.* Dentiste des hôpitaux en 1895, attaché à
l'hôpital Broussais, professeur suppléant à l'Ecole dentaire
de Paris. Avant de faire ses études médicales, avait été élève
et diplômé de l'Ecole dentaire de Paris dont il fut lauréat en
1886 et où il devint successivement : Démonstrateur (1889),
chef de clinique (1890) et où il est maintenant professeur de
thérapeutique spéciale. Ancien rédacteur en chef de l'*Odontologie*, il est vice-président de la *Société d'odontologie* de Paris.
Outre un grand nombre d'articles dans *l'odontologie*, et dans
la *Revue internationale d'Odontologie*, il a publié un *Manuel
de thérapeutique de la bouche et des dents d'anesthésie dentaire.*

Dr RUAULT (Albert) ✳.

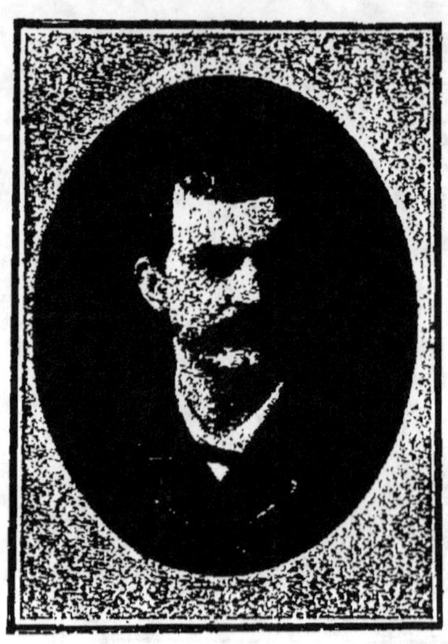

Né à Châteauroux le 5 mai 1850. — Passa sa thèse à Paris en 1883. Médecin honoraire de la clinique Laryngologique de l'institution nationale des Sourds-Muets. Fondateur des « Archives nationales de laryngologie » où il a publié de nombreux travaux sur les maladies du larynx, de la gorge et du nez. Auteur des articles : *Maladies du nez, de la gorge et du larynx*, du Traité de médecine de MM. Charcot et Bouchard, etc.

Chevalier de la Légion d'honneur.

Dr SALTAS (Jean)

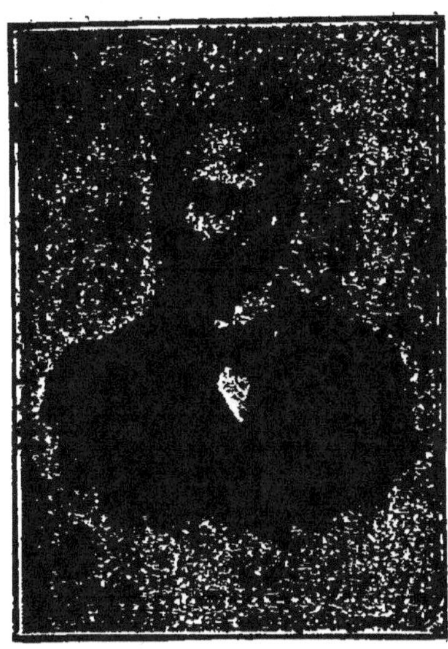

Pirou, b. St-Germain.

Né à Athènes, le 19 janvier 1865. — Fit ses études à Montpellier et à Paris. Passa sa thèse de doctorat en 1890. Sujet : *Des hémorragies aprés l'amygdalotomie*, et du *Traitement de l'hypertrophie des amygdales par l'ignipuncture.*

Dr SAURY (Honoré) ✠. ✠.

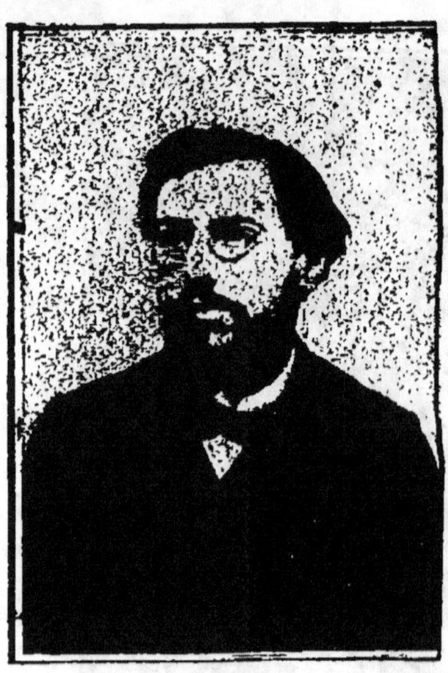

Né à Salce (Pyrénées-Orientales), le 26 octobre 1854. —
Docteur en médecine de la Faculté de Paris en 1879. Médecin des Conseils de prudhommes du département de la Seine.
Membre des Sociétés médico-psychologiques, de statistique,
d'hygiène, etc. Auteur d'un ouvrage très apprécié sur la
Folie héréditaire, ainsi que de nombreux mémoires sur
divers sujets de pathologie mentale et nerveuse. Sa description du *Morphino-cocaïnisme* est une des premières qui
aient paru en France sur cette intoxication. A signaler ses
articles de la *Grande Encyclopédie : Dégénérés, Dipsomanie,
Kleptomanie, Morphinomanie*, etc. La thérapeutique électrique lui est redevable d'un certain nombre de dispositifs
nouveaux et notamment d'un appareil spécial, le *Voltaphore*,
un des meilleurs agents de la médication anti-névralgique.
Décoré des Ordres du Christ du Portugal et de Charles III
d'Espagne.

Dr SÉBILOTTE (Richard)

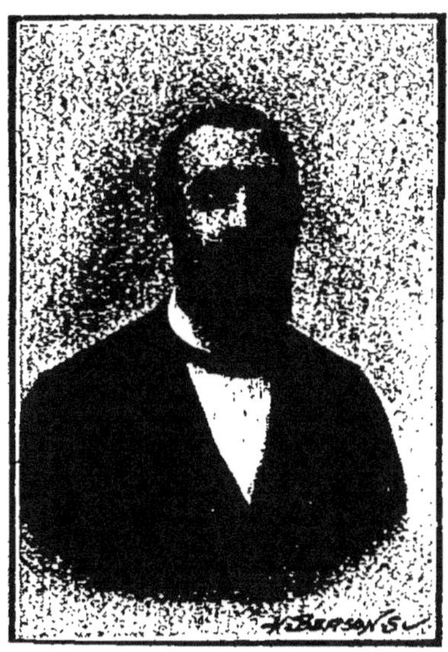

Debrock.

Né en 1862, à Grignon (Côte-d'Or), d'une famille de médecins très ancienne et fort estimée dans l'Auxois. A l'école du docteur F. Siredey et à celle du professeur Tarnier, ses éminents compatriotes, il prit un goût très vif à l'étude des maladies des femmes et des accouchements auxquels il s'adonne plus particulièrement. Sa thèse sur les *Intoxications par le sublimé corrosif chez les femmes en couches*, fait époque et lui valut une récompense de la Faculté de Médecine de Paris. Il est aussi titulaire d'une médaille d'argent des épidémies.

Mme le Dr SOLLIER (Alice)

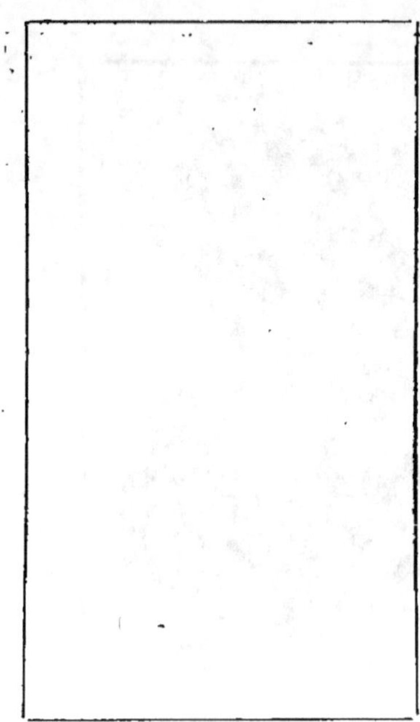

Mme le Dr Sollier, née *Alice Mathieu-Dubois*, est née à Compiègne en 1861. Externe des hôpitaux en 1883. Docteur en médecine en 1887 avec une thèse importante sur l'*Etat de la dentition chez les idiots et les arriérés*. Mme Sollier s'est depuis lors consacrée entièrement au traitement des maladies nerveuses et de la morphinomanie, comme co-directeur de la *Villa Montsouris* d'abord et actuellement du *Sanatorium de Boulogne-sur-Seine*, fondé par le corps médical.

Dʳ SOLLIER

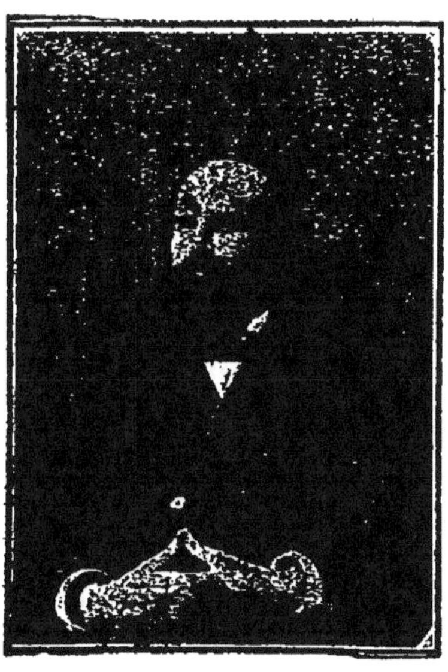

Né à Bléré (Indre-et-Loire), le 31 août 1861. — Externe des hôpitaux en 1883. — Interne provisoire en 1885. — Interne en 1886. — Docteur en 1890. — Chef de clinique adjoint des maladies mentales à la Faculté en 1891. — Conservateur du musée pathologique de Bicêtre et de la Salpêtrière, — Prit en 1888 la direction de la villa Montsouris qu'il céda en 1897 pour prendre à *Boulogne-sur-Seine* la direction du grand *Sanatorium*, le plus beau et le plus complet établissement de ce genre, dont il n'existait aucun spécimen en France et qui est supérieur à tous ceux de l'étranger. — Il est destiné au traitement des maladies nerveuses et de la morphinomanie. Le docteur est assisté dans cette direction par *M*ᵐᵉ *le docteur Alice Sollier*, sa femme.

Les principaux ouvrages publiés par M. le Dʳ *Sollier* sont : *L'Hérédité de l'alcoolisme* (1887) traduit en anglais. — *La Psychologie de l'idiot et de l'imbécile* (1891), traduit en allemand, en polonais, en italien et en tchèque. — *Les Troubles de la mémoire* (1893). — *Guide pratique des maladies mentales* (1894). — *Genèse et nature de l'Hystérie* (1897). — Traitement rationnel de la *morphinomanie* (1894 et 1897) et de nombreux mémoires publiés dans les recueils spéciaux.

Dʳ SOUPAULT

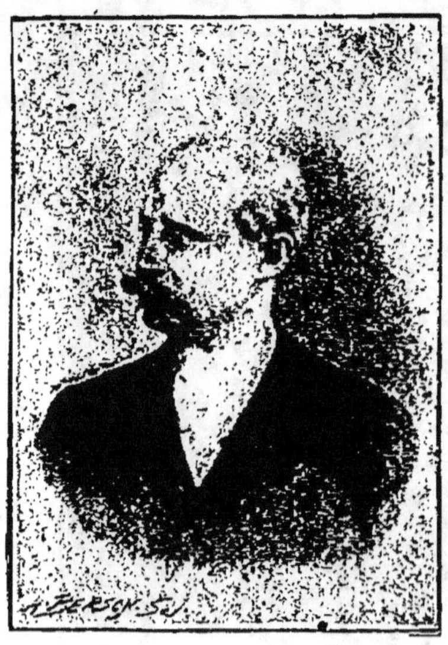

Ogerau.

Né à Villeneuve-le-Roi (Seine-et-Oise), le 15 août 1864. — Interne des hôpitaux en 1889. Reçu docteur en 1893, est actuellement préparateur du professeur Debove. Le docteur Soupault s'occupe spécialement des maladies de l'estomac sur lesquelles il a publié de nombreux travaux, entre autres sa thèse sur la Dyspepsie nerveuse.

Dr TERSON

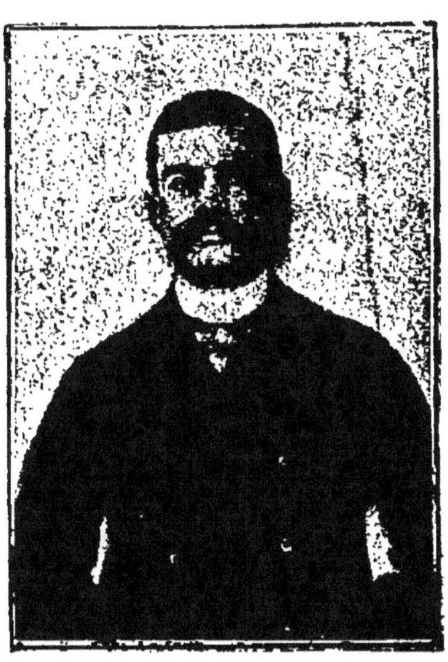

Né à Toulouse. — Chef de clinique des maladies des yeux, de la Faculté de Paris, à l'Hôtel-Dieu. Ancien interne des hôpitaux de Paris. Auteur de nombreux travaux sur les maladies des yeux, entre autres, sa thèse sur l'*Anatomie et l'extirpation des glandes lacrymales*, mémoires sur *le glaucome dû aux déplacements du cristallin*, sur les *Hémorragies consécutives à l'opération de la cataracte*, *l'opération de l'ectropion*, les *rapports des maladies des yeux avec les maladies générales*, la *microbiologie des maladies des yeux*, etc. Auteur de l'adaptation française de l'*Atlas d'Ophtalmoscopie* de Haab et d'un traité des *Maladies de l'œil* dans le nouveau Traité de chirurgie clinique et opératoire. Lauréat de l'Académie, de la Faculté de Médecine, etc.

Dr TESTELIN (Charles)

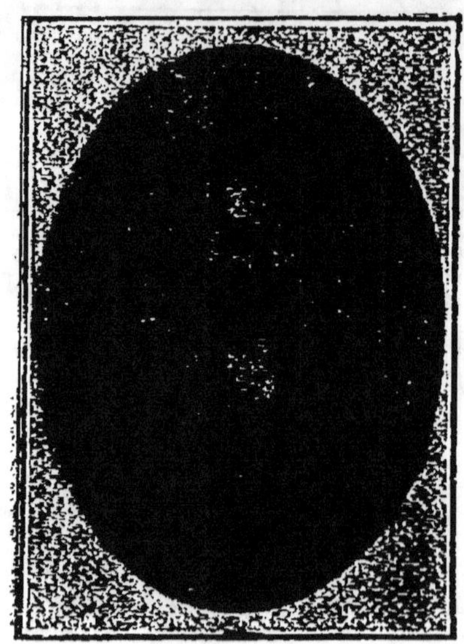

Valkman-Truchelut.

Né à Haubourdin (Nord), en 1859. — Reçu docteur de la Faculté de Paris en 1884. S'est spécialisé dans l'étude des affections de la bouche et des dents. Médaille d'honneur du Ministère de l'Intérieur. Médaille de l'Assistance publique. Lauréat de l'Académie de Médecine.

Dr THULIÉ (Henri)

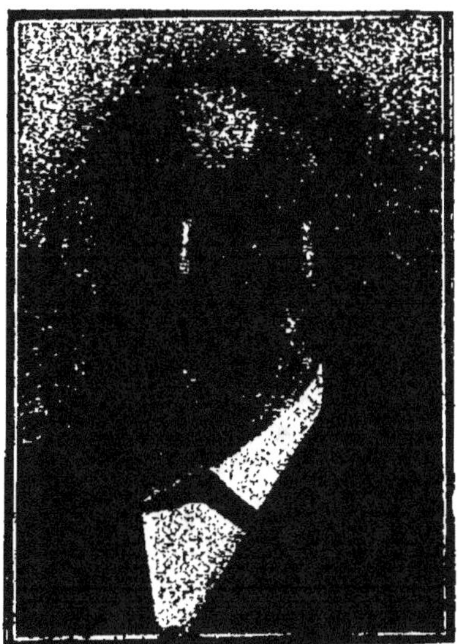

Berthaud.

Né à Bordeaux, le 30 juillet 1832. — Ancien interne de l'asile d'aliénés de Charenton, ancien chirurgien major du 38e bataillon de marche. Fut, en outre : Secrétaire du Conseil général de la Seine, Président du Conseil Municipal de Paris (1875-78-80) ; Président de la Société d'anthropologie. Secrétaire général du Congrès international d'assistance de 1889 ; Secrétaire général, puis président de la Société internationale pour l'étude des questions d'assistance. Actuellement, il est : Membre de la Commission de surveillance des asiles d'aliénés de la Seine ; membre du Conseil d'Administration de l'Ecole Lepelletier de St-Fargeau ; vice-président du Conseil supérieur de l'Assistance publique ; directeur de l'Ecole d'Anthropologie. A rédigé avec Duranty et Assezat le journal le *Réalisme;* a collaboré au *Courrier Français,* de Vermorel, et à la *Pensée nouvelle.* Etudes sur : *Le Délire aigu, la Folie et la Loi, la Manie raisonnante du docteur Campagne, la Femme, la Question du Tour,* etc.

Dʳ TUCKER

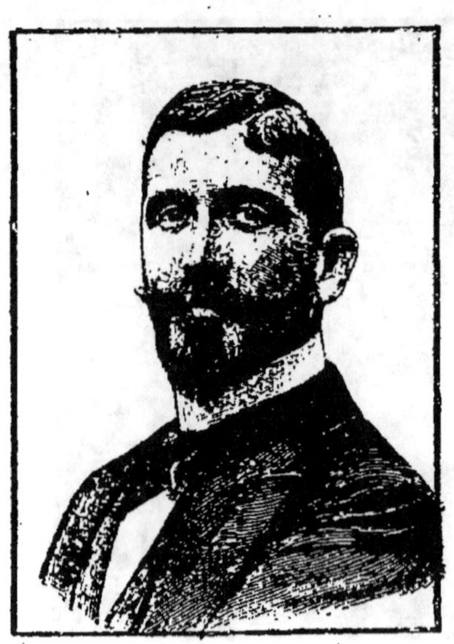

Né à Paris, le 14 février 1868. — Issu d'une très ancienne famille anglaise, est le petit neveu de l'ambassadeur anglais à Saint-Pétersbourg sous Napoléon Iᵉʳ. — A fait ses études en Angleterre et en Allemagne. — Externe des hôpitaux de Paris en 1890. — Chef de clinique du docteur *Astier*. — Médaille de bronze des hôpitaux. — Docteur en 1894 avec la thèse intitulée : *L'éclairage par transparence avant* les rayons X. — Le docteur *Tucker* est vice-président de l'*Ecole dentaire française*, médecin de la *Colonie anglaise* à Paris, médecin en chef du *Comité de bienfaisance des Ternes* et de la *plaine Monceau*, membre de la *Société d'hygiène française*.

Spécialité pour la *Gorge*, le *Nez*, les *Oreilles*.

Dr VAN GELDER I. ❀.

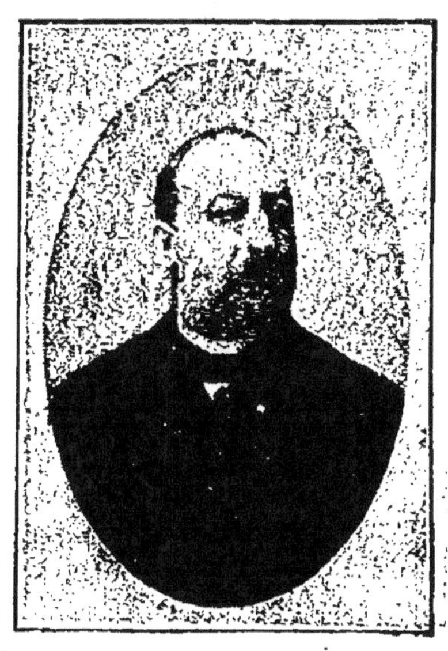

Pierre Petit.

Né à Paris, le 22 août 1845. Docteur en 1879. Membre de la Commission de gymnastique à la Sorbonne. S'est acquis un nom dans la gymnastique scientifique. Son livre sur l'*Anatomie et la Physiologie appliquées à la gymnastique* est classique. Vulgarisateur scientifique, il a écrit pour l'Enseignement primaire des livres sur les sciences physiques et naturelles, qui sont dans les mains de tous. Médecin de la Compagnie générale des Voitures, à Paris ; médecin-major de l'armée territoriale ; chef-adjoint du service médical du Cercle militaire ; chef du service médical de la Société du tir au canon, de Paris.

Officier de l'Instruction publique.

Dr VERDIER (Antoine) I. ⚜.

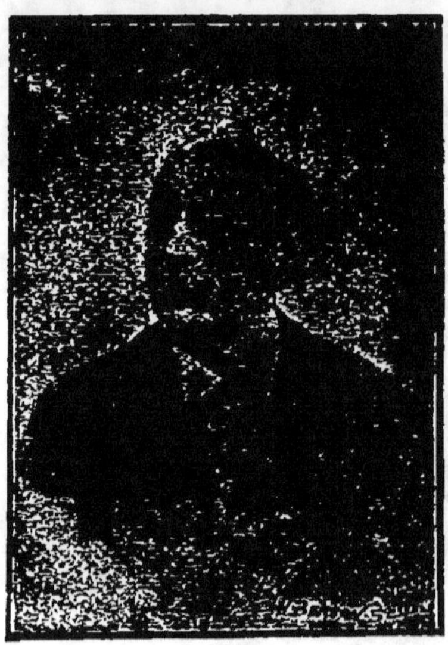

Pirou, boul. St-Germain.

Né à Thiers (Puy-de-Dôme), le 9 mars 1842. Passa brillamment sa thèse à Paris, le 13 janvier 1868, sur l'*Apoplexie placentaire et les Hématomes du placenta*. Externe des hôpitaux en 1862. Membre de la Société médicale du IXe arrondissement ; vice-président de la Société d'hygiène de l'Enfance de Paris, etc.

S'occupe, depuis plusieurs années, du massage médico-chirurgical et, plus spécialement, de son application dans les affections gastro-intestinales. Officier de l'Instruction publique.

Dr VERRIER (Eugène) I. ❀.

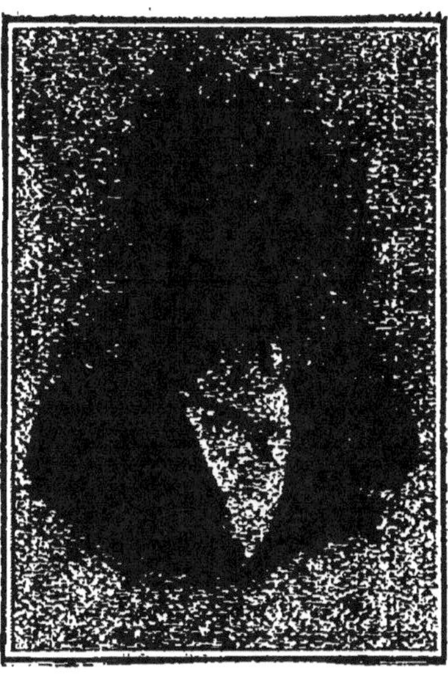

Né à Provins (Seine-et-Marne). — Ancien externe des hôpitaux et de la clinique d'accouchements (1857-58-59). Docteur de l'Université de Liège (1860) et de la Faculté de Paris (1863). Professeur à l'École pratique de médecine pendant 25 ans. Auteur du *Manuel pratique de l'art des accouchements* (cinq éditions successives) et d'un grand nombre de publications scientifiques. Chirurgien en chef de l'ambulance des Dominicains d'Arcueil pendant le siège de Paris, il a assisté à tous les combats de la région Sud. Nommé par arrêté ministériel préparateur du cours magistral et ensuite du cours auxiliaire des accouchements à la Faculté de médecine en 1877, il fut Lauréat de l'Académie de médecine en 1881 (prix Capuron) et honoré d'une médaille d'argent de la Commission d'hygiène de l'enfance en 1893. Fondateur de la *Société obstétricale et gynécologique de Paris*. Il a donné sa démission de préparateur du cours d'accouchements à la retraite du professeur *Pajot*, pour se consacrer à l'étude des maladies nerveuses, et a quitté en conséquence la pratique des accouchements et de la gynécologie. Officier d'Académie en 1885 et Officier de l'Instruction publique en 1894, M. le docteur *Verrier* est aujourd'hui médecin-directeur de l'*Institut hydrothérapique de Passy* pour le traitement des maladies chroniques et nerveuses. M. *Verrier* dirige aussi le *Journal des maladies nerveuses* qu'il a créé en 1897.

Dr VIGOUROUX (Hilarion-Denis) A.🏵.✠.

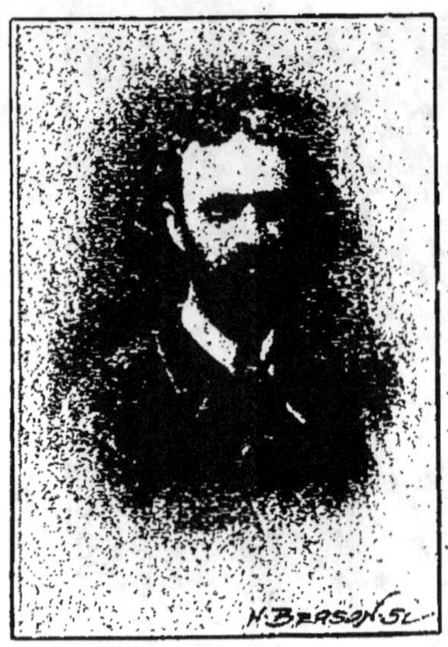

Penabert.

Né à Nant d'Aveyron, le 9 octobre 1849. Fit ses études à Montpellier et passa, en juillet 1878, sa thèse : *Etude sommaire de la Physiologie de Galien*.

A publié : *Les tablettes du Docteur* (1 vol. in-12); *Hygiène et médecine des Familles* (1 vol.) ; *Traité complet de médecine pratique à l'usage des Gens du monde* (4 vol. in-8°).

Officier d'Académie. Chevalier de l'Ordre de Charles III d'Espagne.

Dr VIGOUROUX (Romain-Gabriel) ✻.

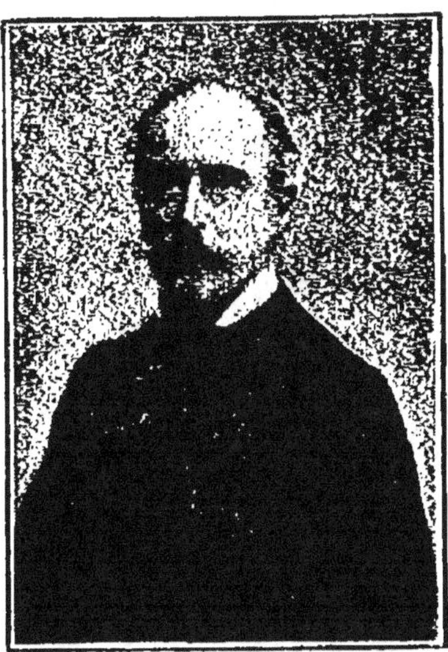

Lapland.

Né le 4 juillet 1831, à Molompise (Cantal). — Interne des hôpitaux de Paris en 1854 ; docteur en 1858. A fait à l'Académie des Sciences des communications remarquées, entre autres un travail sur le *Mécanisme de la mort dans l'anesthésie chirurgicale.* Etudia à Londres, en 1862, auprès de Brown-Séquard, les maladies nerveuses. Collaborateur de Charcot, il fonda le service d'électrothérapie, dont la notoriété est universelle. Depuis 20 ans, a contribué énormément à étendre le champ des applications à l'électricité. Ses idées sur la Neurasthénie et les résultats obtenus ont consacré sa renommée. N'a pas publié d'ouvrages volumineux, mais condense avec un art remarquable ses observations en des articles de Revue. L'indépendance est son trait caractéristique. Chevalier de la Légion d'honneur. Membre du Comité technique de l'Exposition de 1889.

Dr VIMONT (Maurice)

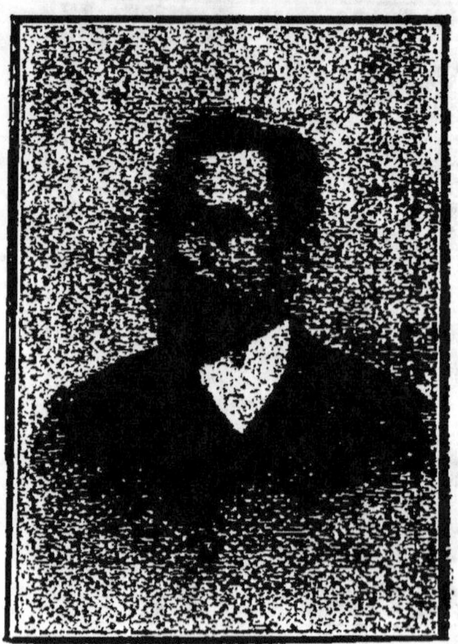

Pirou, boul. St-Germain.

Né à Paris, le 11 juin 1861.
Externe des hôpitaux de Paris en 1883. Interne en 1887. Docteur et lauréat de la Faculté de Médecine de Paris en 1890. Sa thèse sur : *Les Oblitérations de la veine cave inférieure* est un travail de valeur souvent consulté. Ancien interne de l'hôpital Trousseau, il s'adonne spécialement à tout ce qui concerne les maladies de l'enfance.

Dr VOISIN (Jules)

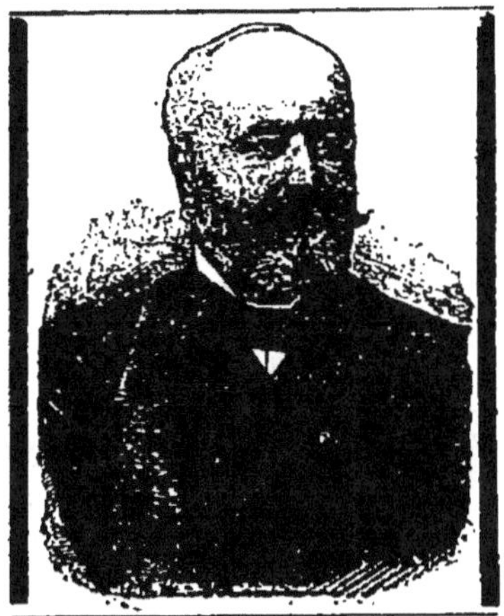

La Médecine Moderne.

Médecin en chef du Depôt et de la Conciergerie, médecin de la Salpêtrière. Né au Mans, le 4 octobre 1844. — Il commença ses études médicales au Mans, sous la direction de son père, médecin en chef de l'Hôtel-Dieu. Puis il vint à Paris, et sous les auspices de son oncle, Félix Voisin, membre de l'Académie de Médecine, médecin de Bicêtre et fondateur de la maison de santé de Vanves, avec le docteur Falret, il s'initia de bonne heure aux études mentales. D'abord externe, puis interne des hôpitaux, il passe sa thèse de doctorat en 1875 sur les *Arthropathies syphilitiques*. Reçu médecin de Bicêtre, au concours de 1879, il y reste jusqu'en 1884, époque à laquelle il vient à la Salpêtrière remplacer son cher et honoré maitre, Legrand du Saule. A la tête du service des Enfants arriérés et du service des Epileptiques, il fait tous les ans, pendant le semestre d'hiver, un cours sur les maladies mentales et nerveuses, dont son livre sur l'*Idiotie* est le résumé. A publié de nombreux mémoires dans les Annales médico-psychologiques et dans les Archives de Neurologie et a traité magistralement la question de la *Morphinomanie*.

Dʳ ZABÉ

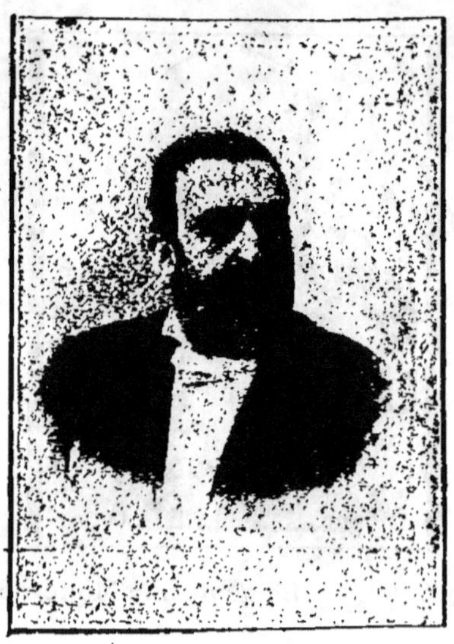

Pirou, boul. St-Germain.

Né à Cirey (Meurthe-et-Moselle), le 21 février 1838. Reçu docteur à la Faculté de Paris en 1867. Ses travaux les plus importants ont trait à la Dyspepsie, d'origine mécanique.

Les ouvrages parus sur ce sujet sont les suivants : 1° *Dyspepsies hernieuses* (Paris, 1891) ; 2° *La Dyspepsie, cause première* (Paris, 1893) ; 2° *Dyspeptiques et Obèses du Ventre* (Paris, 1895) ; 4° *Dyspepsies consécutives à des altérations de structure, siégeant en dehors de l'estomac.* (Le *Correspondant médical*, 30 mars 1895.) Les *Déventrés* (1897).

HOPITAUX, HOSPICES, MAISONS DE RETRAITE

Administration générale de l'Assistance publique

PLACE DE L'HÔTEL-DE-VILLE, 3

(Entrée des bureaux : quai de Gesvres, 4,
et avenue Victoria, 3.)

Andral, 43, rue des Tournelles.
Asile national de la Providence, rue des Martyrs, 77.
Asile N.-D. de Bon-Secours, rue des Plantes, 66. — Consultations gratuites : lundi, mercredi et vendredi, à 9 heures.
Baudelocque, boulevard Port-Royal, 125. — Accouchements.
Beaujon, 208, Faubourg-St-Honoré (*D, D bis*). — Entrée le jeudi et le dimanche, de 2 à 4 heures.
Bichat, au bastion de la porte St-Ouen, boul. Ney, 137 (10).
Brezin (*hommes*), rue d'Alésia, 134.
Broussais, rue Didot, 96. — Consultations tous les jours.
Chardon-Lagache (42), rue Chardon-Lagache, 1.
Charité, rue Jacob, 47 (*H, AD*). — Entrée jeudis et dimanches, de 1 heure à 3 heures.
Clinique d'accouchement, rue d'Assas, 89.
Cochin, Faubourg-Saint-Jacques, 47 (*J*). — Entrée jeudis et dimanches, de 1 à 3 heures.
Debrousse, rue de Bagnolet, 148.
Dubois, Faubourg-Saint-Denis, 300 (24).
Enfants assistés et Orphelins réunis, rue Denfert-Rochereau, 74. — Consultations tous les matins, de 8 à 10 heures.
Enfants malades, rue de Sèvres, 149.
Furtado-Heine (dispensaire), rue Delbet.
Hérold (dispensaire d'enfants), place du Danube.
Hôtel-Dieu, place du Parvis-Notre-Dame (*G*). — Entrée jeudis et dimanches, de 1 à 3 heures. — Consultations gratuites tous les matins, de 8 à 9 heures.

Institut Pasteur, rue Dutot, 23.
Laënnec, rue de Sèvres, 42 (42).
Lariboisière, rue Ambroise-Paré, 2. — Entrée jeudis et
dimanches, de 1 à 3 heures.
La Rochefoucauld, avenue d'Orléans, 15 (12, 22).
Leprince, rue Saint-Dominique, 109.
Lourcine ou **Broca** (*femmes*), rue Broca, 111.
Maison municipale de Santé, Faubourg-Saint-Denis, 200.
Maternité, maison et école d'accouchement, boulevard
Port-Royal, 119 et 121 (15).
Midi ou **Ricord** ou des **Vénériens** (*hommes*), boulevard
Port-Royal, 111.
Necker, rue de Sèvres, 151. — Entrée jeudis et diman-
ches, de 1 à 3 heures.
Pitié, rue Lacépède, 1. — Entrée jeudis et dimanches,
de 1 à 3 heures.
Quinze-Vingts, rue de Charenton, 28. — Consultations
gratuites : tous les jours, de midi à 2 heures.
Ricord (*Voir* Midi).
Rossini, rue Mirabeau, 5.
Rothschild (de), rue Picpus, 76. — Consultations : lundi,
mercredi, vendredi, à 1 heure.
Sainte-Anne (*aliénés*), rue Cabanis, 1.
Saint-Antoine, Faubourg-St-Antoine, 184. — Entrée les
jeudis et dimanches, de 1 à 3 heures.
Saint-Jacques, rue Pierre-Larousse. — Consultations :
lundi, mercredi, vendredi, 9 heures.
Saint-Joseph, ruelle Volontaire, 15.
Saint-Louis, rue Bichat, 38 et 40. — Entrée les jeudis
et dimanches, de 1 à 3 heures.
Saint-Martin (*militaires*), rue des Récollets.
Saint-Michel, rue de Dombasle, 30.
Sainte-Périne, rue Chardon-Lagache, 11.
Salpêtrière, boulevard de l'Hôpital, 47. — Vieillesse et
aliénés (*femmes*).
Tenon, rue de la Chine, 4.
Tisserand, rue d'Alésia, 134.
Trousseau, enfants malades, rue de Charenton, 89, et
rue du Faubourg-Saint-Antoine, 110.
Val-de-Grâce (*militaires*), rue Saint-Jacques, 277. —
Entrée jeudis et dimanches, de midi à 1 heure.

Dʳ DECK-TAILLY

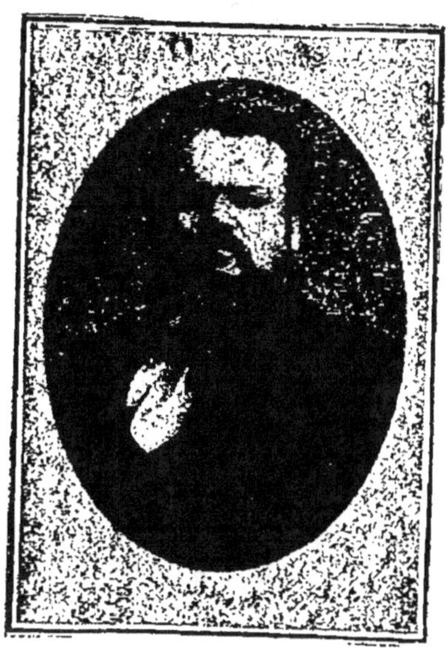

Chirurgien-Dentiste, Membre de la Société
Odontologique de France.

Dʳ FAUDON (J.)

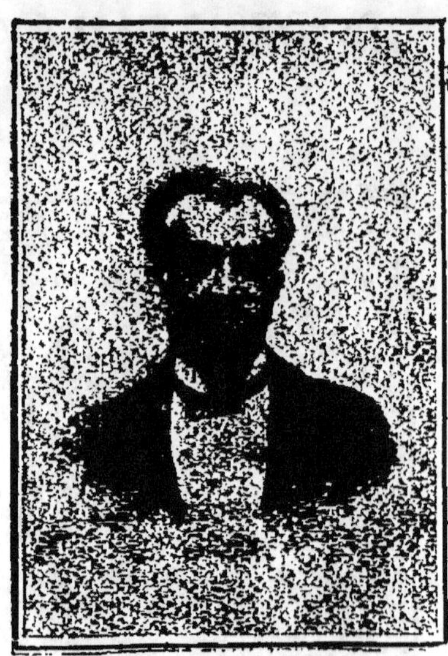

Né à Evian-les-Bains (Haute-Savoie) en 1865, M. *Faudon*, pharmacien de l'Ecole supérieure de Paris, s'est adonné particulièrement à l'étude des huiles de foie de morue et tout spécialement au traitement des eaux-mères qui découlent des foies. (Voir brochure sur les principes médicamenteux contenus dans les eaux-mères des foies de morue).

Pénétré des admirables travaux de MM. Gautier et Mourgues sur les alcaloïdes (ou principes actifs des Huiles de foie de morue), il résolut d'en faire bénéficier la thérapeutique. Il trouva le moyen de combiner ces alcaloïdes aux corps remplaçant avantageusement l'Huile, plus agréable à prendre et plus facile à digérer.

C'est l'Huile de foie de morue mise à la portée de tous les goûts et de tous les estomacs.

Le glycomoripnol Faudon, tel est son nom, est appelé à rendre de grands services au corps médical et aux malades de tous genres, depuis les enfants jusqu'aux vieillards.

Les Médicaments sont délivrés à la Pharmacie commerciale, 2, rue Ramey, 2.

Publicité dans l'Amérique du Sud. (Voir Chapotot et Cie).

SPÉCIALITÉS

MÉDICALES

TABLE DES ANNONCES

Fine Champagne du Levant

La meilleure des Fines

Fine Champagne du Levant

La meilleure des Fines

Fine Champagne du Levant

La meilleure des Fines

HYGIÈNE DE LA TOILETTE

Les qualités désinfectantes, microbicides, cicatrisantes qui ont valu au **Coaltar Saponine Le Beuf** son admission dans les Hôpitaux de la Ville de Paris, le rendent très précieux pour les soins sanitaires du corps, lotions, lavages des nourrissons, soins de la bouche qu'il purifie, des cheveux qu'il débarrasse des pellicules, etc.

Le flacon, **2** *francs, les 6 flacons,* **10** *francs,*

DANS TOUTES LES PHARMACIES

SE DÉFIER DES CONTREFAÇONS

PAIN ANTI-DIABÉTIQUE
FOUGERON

Ce pain, expérimenté avec le plus grand succès dans les hôpitaux de Paris, diminue en peu de jours la glycosurie dans de **très grandes proportions** *Dose Quotidienne :* 150 à 200 gr.

BOULANGERIE ANTI-DIABÉTIQUE DU PAIN FOUGERON
30, RUE SAINT-AUGUSTIN, PARIS

La boulangerie anti-diabétique envoie gratuitement et franco 250 grammes d'Echantillons de formes variées de son pain anti-diabétique aux Médecins qui lui en font la demande.

N. B. — Une Notice documentée accompagne chaque envoi.

INSTITUTS MARINS

Direction : 80, rue Taitbout. — Paris.

Établissements d'éducation, d'instruction et de traitement, spéciaux
aux enfants rachitiques et délicats,
auxquels le traitement marin prolongé est ordonné.

INSTITUT VERNEUIL
à LA BAULE-ESCOUBLAC (Loire-Inférieure)

Postes et télégraphes ; Trains express et directs de Paris
(Gares d'Orléans et St-Lazare.)

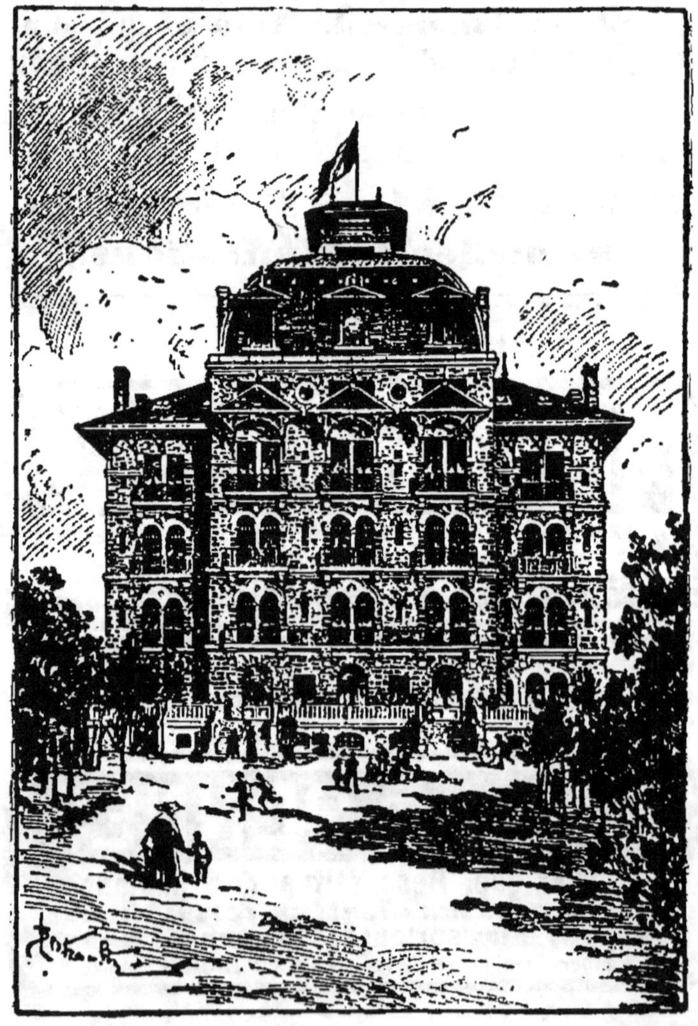

"La mer ne guérit pas seulement, mais elle refait et crée"

La toute-puissance de la thérapeutique marine ne semble-t-elle pas synthétisée dans cette pensée vraiment géniale qu'exprimait Russel vers le milieu du siècle dernier, alors qu'il présentait *la mer* comme la suprême régénératrice de l'humanité, si cruellement éprouvée et menacée déjà par le fléau qui, à lui seul aujourd'hui, dévore plus de victimes que toutes les maladies ensemble réunies.

C'est sous l'empire de cette révélation que s'est accompli le mouvement considérable qui chaque jour s'accentue davantage en faveur *du traitement marin prolongé.*

Oui, la mer est vraiment la source inéluctable et intarissable de l'air pur, qui refait les santés robustes. Cela ressort de la fonction même que lui a assigné le Créateur dans l'ensemble merveilleux de son œuvre. — Sans elle plus de vie, les êtres, les végétaux, tout ce qui respire enfin s'anéantirait, et l'univers retournerait au chaos.

Les organismes, pénétrés par elle, peu à peu renaissent, reprennent leurs fonctions régulières, sous l'impulsion d'un sang nouveau, plus rouge et plus puissant, qui élimine les germes morbides, principes des pires désordres, et très souvent même de mort.

Les Instituts marins répondent à cet objet aussi entièrement qu'on est en droit de le désirer.

Ils s'adressent surtout aux enfants menacés ou touchés par le mal si longtemps considéré comme incurable.

Dans ce milieu privilégié, soumis à l'action prolongée si vivifiante de l'air marin, les uns et les autres se relèveront, comme des victorieux, aptes à reprendre au milieu des forts leur place de combat pour les luttes de la vie. Ils donneront ainsi raison aux clairvoyants auxquels il a été permis en 1895, au Congrès médical de Boulogne, à propos du traitement marin, d'émettre cette opinion triomphante :

« *La guérison est définitive, au point que les anciens malades peuvent engendrer des enfants sains et sans tare !* »

Au même Congrès, le Dr Calot, de Berck, chirur-

gien distingué, s'occupant par là même des tuberculoses locales externes, telles que celles qui seront
particulièrement traitées dans nos Instituts, a
fourni sur cette matière les chiffres les plus conso-
lants ; ce serait 70 o/o des malades qui recouvre-
raient la santé par cette thérapeutique : « *Lorsqu'on
lui en laisse le temps, dit-il, la mer arrive donc
à guérir presque toutes les tuberculoses externes,
et elle préserve tous les candidats à la tuberculose.* »

L'éminent professeur Verneuil, lui, s'exprime
ainsi : « *Si l'égalité règne pour contracter la
tuberculose et en mourir souvent, elle n'existe
plus quand il s'agit de traiter convenablement et
de guérir le mal. C'est à peine si les riches y
parviennent à grands frais et en bouleversant
de fond en comble leur existence : encore leur
faut-il, le plus souvent, vivre en nomades dans
les hôtels ou des villas mal disposées ; mais à
coup sûr pour ceux de la classe moyenne jouissant
d'une aisance due à un travail qu'ils ne peuvent
quitter longtemps, tout traitement prolongé de-
vient absolument impossible pour des raisons
faciles à comprendre.*

« *Si au lieu de garder à la maison, au coin du
feu, ou de faire promener quelques heures par
semaine, à travers les rues et dans les jardins
publics passablement malsains, les enfants, rachitiques ou atteints de tuberculoses curables, on les
expédiait dans des établissements bien aménagés
d'après les règles de l'hygiène, où, avec un confort
suffisant, sans luxe inutile, et un régime convenablement réglé, régnerait surtout une discipline
indispensable à laquelle les malades libres ou les
enfants trop chéris ne sont guère soumis, on
arriverait, en faisant des sacrifices raisonnables
mais non excessifs, à des résultats surprenants.* »

Eh bien, l'Institut Verneuil répond à tous ces
desiderata, il est réellement un établissement modèle, où la science trouvera, en outre des conditions
spéciales de milieu, tous les adjuvants que peut
offrir le progrès moderne : *air marin le plus pur,
eaux-mères des salines d'une richesse incompa-*

rable, *électricité avec toutes ses applications, sans excepter les rayons Rœntgen, ce révélateur extraordinaire, éclairage électrique, ascenseurs électriques, c'est-à-dire tout le confort susceptible de satisfaire les plus exigeants.*

Comme complément de tous ces bienfaits, en même temps qu'il y est soigné, l'enfant trouve à l'Institut Verneuil l'instruction en rapport avec son état physique et son âge.

Jeunes filles et jeunes garçons, à partir de trois ans, sont reçus à l'Institut Verneuil, séparés les uns des autres, et surveillés, sans que jamais il soit possible d'incriminer les dangers de la promiscuité. Les soins y sont donnés par les religieuses de l'ordre de la Sagesse, véritables mères.

Il y a, dans cette conception, une idée absolument neuve, correspondant à un besoin urgent, et qu'accepteront sans hésitation les parents éclairés, soucieux avant tout de la santé et de l'avenir de leur descendance.

Les fondateurs des Instituts ont du reste tout prévu pour se rallier les mamans trop sensibles ou trop indécises. — Comment pourrait-il en être autrement lorsqu'elles sauront que, elles parties, à côté du bien-aimé, une vaillante sœur, douce, prévenante, attentive autant qu'elles, prendra leur place.

A l'heure actuelle, nous sommes certainement en présence de plus de *vingt mille enfants*, appartenant aux classes qui nous occupent, tous justiciables du milieu marin.

N. B. — Les tuberculoses locales externes sont seules admises à l'Institut Verneuil.

Pour traiter et pour tous renseignements, s'adresser au Directeur de la Société, 80, rue Taitbout, à Paris. Des brochures très complètes sur la question seront adressées à toutes personnes qui en feront la demande.

TABLE FÉRET

16, rue Étienne-Marcel, 16

PARIS

La table scolaire si appréciée des familles, que les médecins conseillent et emploient pour leurs enfants, assure une tenue droite aux écoliers en la fixant à leur taille et par la faculté de travailler assis et debout en alternant par vingt minutes environ.

La monotonie du travail toujours assis provoque une lassitude et un tassement sur soi-même qu'il faut absolument éviter. D'ailleurs, ce changement si facile, instantané pour ainsi dire, plaît à l'écolier et avive ses idées, car il se trouvera toujours frais et dispos.

La tenue droite donnant la distance normale de 0,33 à 0,35 prescrite par les oculistes la vue conservera tout son éclat, et la scoliose scolaire sera en même temps évitée.

BUREAU FÉRET

M. A. Féret a aussi construit des Bureaux à élévation facultative et automatique qui assurent le bien-être et le confort en fixant le Bureau à la taille, en en variant au besoin la hauteur et aussi par les travaux assis et debout quand on le juge nécessaire.

M. Ferret invite à venir examiner ces Bureaux et en faire l'expérimentation dans ses Magasins :

16, rue Étienne-Marcel, 16

PARIS

Notice envoyée franco.

POMMADE DERMATIQUE MOULIN
A base de Tanin et Goudron
Envoi franco d'un pot sur demande à MM. les Docteurs

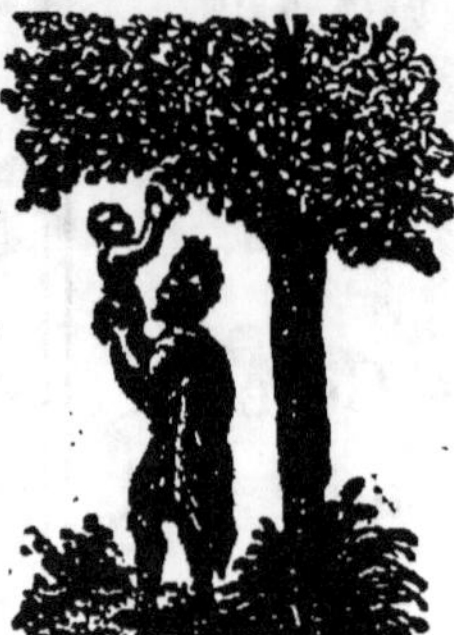

Cette formule guérit les **Boutons, Rougeurs, Démangeaisons, Acné, Eczéma, Dartres, Herpès, Hémorroïdes, Pellicules,** ainsi que toutes les maladies de la peau. Elle arrête la **Chute** des **Cheveux** et des **Cils** et les fait repousser.

« *Monsieur, votre pommade m'a parfaitement* « *réussi dans plusieurs maladies de la Peau et* « *Eczéma même chronique.*
Dr MONTAIGU,
« ex-interne des Hôpitaux.
« 21, Rue des Petits Champs, Paris ».

« *Monsieur, grâce à votre pommade, la maladie* « *qui me faisait tant souffrir depuis 2 ans est gué-* « *rie et les cheveux sont très bien repoussés.*
« Femme BASSOT, St-Germain-des-Fossés (Allier)

2 fr. 30 *le pot, envoi franco par la poste.*

30, rue Louis-le-Grand, **PARIS** et les bonnes Pharmacies

TOUT LE Monde 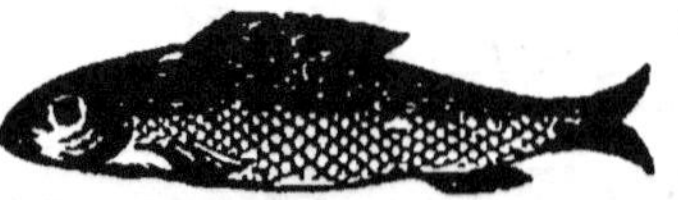 **PÊCHEUR**

Le nouvel appât est le seul qui soit de nature à faire mordre en cette saison toute espèce de poissons et les attirant de 50 met. Un peu de **LUCINA** sur l'amorce suffit pour qu'aussitôt l'hameçon à l'eau 20 poissons y accourent et mordent plusieurs à la fois, réussite assurée, au cas contraire on rend l'argent. Prix : **2 fr. 50** avec secret de la pêche et hameçon. numéro spécial (3 boîtes **6 fr.**) adressés en un mandat, SORET, 39, rue Truffault, Paris.

LA REINE DES VOSGES

SOCIÉTÉ

DES

Eaux Minérales Naturelles

DE

REMONCOURT, Près Contrexeville (Vosges)

Source "LA BIENFAISANTE DU REY"
Débit annuel : 5 millions de bouteilles.

Approuvée par l'Académie de Médecine, autorisée par l'État
Grand diplôme d'honneur, Médailles d'Or, d'Argent, etc.

Supérieures à toutes les eaux similaires,
Contrexeville, Vittel, Martigny, etc., pour combattre toutes variétés de lithiase, aussi bien la *gravelle* urique, que la *gravelle* biliaire, avec toutes leurs manifestations pathologiques, telles que : la *pierre*, la *goutte*, le *rhumatisme*, le *diabète* goutteux, les affections de la vessie et des organes urinaires, les *coliques néphrétiques* et *hépathiques*, les *calculs biliaires*, les maladies des os, etc., etc.,

Dr GARNIER,
Professeur à la Faculté de Médecine de Nancy.

Les Eaux de Remoncourt, situées dans le même bassin que les sources minérales de Vittel, Martigny, Contrexeville, **sont incontestablement supérieures à ces dernières.**

Dr LEGROU,
Professeur agrégé, médecin de l'hôpital Trousseau (Paris

Saison du 25 Mai au 25 Septembre.

Directeur : L. DURAND, O. A. ✠.
PARIS — 83, Rue La Fayette, 83 — PARIS.

L'EAU DE REMONCOURT

(Bienfaisante du Rey)

SES PROPRIÉTÉS — SES APPLICATIONS

Dans toutes les circonstances où les membres les plus éclairés du *corps médical* ont été appelés à donner leur opinion et leur appréciation impartiale sur les diverses sources minérales des Vosges, d'un avis unanime ils ont accordé à l'eau de *Remoncourt*, des propriétés thérapeutiques très déterminées et une préférence notable sur toutes ses congénères de la même région.

Cette préférence, résultat de la simple logique, est aujourd'hui dans le monde médical un fait acquis, sanctionné du reste par l'approbation générale de nos plus éminents praticiens.

En présence des nombreuses affections dont notre pauvre humanité est tributaire dans ce siècle de surmenage intellectuel et physique, maintes expériences couronnées de succès ont suffisamment démontré que dans les diverses caractéristiques de la *Diathèse urique* et des maladies du foie, les *Eaux de Remoncourt* agissent très rapidement.

Cette action diurétique due au sulfate de chaux, aux bicarbonates toneux et à la lithine amène chez les malades un soulagement rapide, et si l'affection n'est pas trop invétérée, la cure ne sera pas très longue.

Il me faudrait presque un volume si je voulais citer les nombreuses attestations émanant du corps médical auprès duquel « la **Bienfaisante du Rey** » a obtenu un très grand et très légitime succès.

Néanmoins, je citerai ci-dessous différentes appréciations sommaires de quelques sommités médicales sur l'**efficacité** de l'eau de la source « **Bienfaisante du Rey** », au point de vue *thérapeutique*. — On verra (comme je le dis plus haut) .par l'ensemble de ces diverses opinions que l'eau de Remoncourt obtient une notable préférence sur ses deux sœurs voisines *Vittel* et *Contrexeville*.

L'éminent Dʳ **Chevassu**, de Paris, s'exprime ainsi :

L'eau de *Remoncourt (Bienfaisante du Rey)*, est par sa *minéralisation*, d'une *grande supériorité* sur ses *congénères*, Contrexeville, Vittel, Martigny, Soultzmatt, etc. Elle est *plus efficace* que celles-ci pour combattre la *goutte*, la *gravelle*, le *diabète*, les *affections de la vessie* et des *organes urinaires*, les *coliques néphrétiques* et *hépatiques*, l'*anémie*, etc.

Elle peut être aussi employée très utilement comme *eau* de *table*, elle est *apéritive* et *digestive*.

Le Dʳ **Turner**, ancien interne des hôpitaux de Paris, dit :

L'eau de la source la *Bienfaisante du Rey*, de *Remoncourt, surpasse*, par sa *richesse minérale*, celle des sources si réputées de Contrexeville et de Vittel ; elle est *indispensable* aux personnes atteintes de *coliques hépatiques* et *néphrétiques*, de *goutte*, de *gravelle*, de *diabète*, de *rhumatisme*, d'*albuminurie*. Elle active la *digestion*, et est très agréable à boire.

Il me suffit donc, après avoir pris au hasard les

opinions de quelques-uns des éminents confrères appelés à donner leur avis, d'ajouter et de conseiller aussi à mon tour aux *Graveleux, Goutteux, diabétiques,* la cure au moyen des **Eaux de Remoncourt** auxquelles je reconnais des propriétés curatives incomparables pour le traitement des manifestations multiples de la *Diathèse urique* et les diverses affections du *Foie* et des *organes génito-urinaires.*

[Dr L. COMPANYO ✳. A. ⚜. ✠. ✠. ✠. ✠.

TABLEAU COMPARATIF

du prix des Eaux de Contrexeville, de Vittel et de Remoncourt

Prix des Eaux de Contrexeville	**Prix** des Eaux de Vittel	**Prix** des Eaux de Remoncourt
SOURCE DU PAVILLON	GRANDE SOURCE	SOURCE BIENFAISANTE DU REY
La caisse de 50 bouteilles **33 fr. 90**	La caisse de 50 bouteilles **32 fr. 20**	La caisse de 50 bouteilles **25 fr.**
La caisse de 25 bouteilles **18 fr. 75**	La caisse de 30 bouteilles **19 fr. 90**	La caisse de 30 bouteilles **16 fr. 50**
En gare de Contrexeville	En gare de Vittel	En gare de Remoncourt

ANALYSES OFFICIELLES COMPARATIVES

REMONCOURT	CONTREXEVILLE PAVILLON	VITTEL Grande Source
—	—	—
2,6299	2,384	1,740

LA CALVITIE

ET

SES MOYENS PRÉVENTIFS

On n'est chauve aujourd'hui que lorsqu'on le veut bien, car il existe un traitement qui en très peu de temps vous rendra la chevelure la plus opulente. Mme Hérier, qui, depuis nombre d'années s'occupait de recherches botaniques ayant pour but de trouver parmi les plantes toniques celles dont les propriétés régénératrices et antiseptiques sont les plus efficaces, a obtenu grâce à son Eau de Ceylan si merveilleusement composée des résultats inespérés et très souvent constatés comme elle nous en a donné les preuves.

Le traitement local dont elle se sert avec son Eau de Ceylan a pour effet de réveiller les fonctions normales de toutes les parties qui constituent le cheveu, la barbe et les cils et d'amener en quelques jours une amélioration des plus sensible et suffisamment notable pour que les crânes les plus réfractaires (si toutefois ils ne sont pas atteints de pelade générale) voient poindre progressivement les premiers effets de son traitement. Je me plais à ajouter que le traitement, et l'Eau de Ceylan de Mme Hérier, sont absolument inoffensifs, sans le moindre danger, qu'ils n'occasionnent aucune douleur. En outre le traitement est des plus faciles à suivre.

Je ne peux donc que le préconiser et le considérer dès ce jour comme appelé à un succès des plus mérités.

DOCTEUR G. B.

AUX SPÉCIALITÉS
HYGIÉNIQUES & ANTISEPTIQUES

28, Rue Saint-Lazare, 28
PARIS

LAIT HYGIÉNIQUE

pour la

Beauté du Visage et des Mains

Lotion tonique fortifiante, raffermissant, blanchissant la peau, effaçant complètement toutes marques, taches de rousseur, fatigues du visage ; donne au teint une fraîcheur et un éclat incomparables.

MODE D'EMPLOI:

Se lotionner avec tampon de ouate ou petite serviette en peau fine.

◄ **Exiger la Marque de Fabrique.** ►

SOCIÉTÉ DE DÉSINFECTION A DOMICILE
14, Rue des Pyramides, 14
PARIS

L'AUTOCLAVE FORMOGÈNE TRILLAT

La plupart des moyens de désinfection mis en usage jusqu'à ce jour, quelque nombreux qu'ils aient été, sont absolument illusoires, la chose a été souvent démontrée et prouvée. Les pulvérisations dont on se sert si fréquemment n'aboutissent en somme qu'à recouvrir les bactéries d'un enduit qui ne s'oppose à leur développement que pendant un laps de temps déterminé, mais cet enduit venant à se dissoudre sous des actions de diverses natures, il en résulte que les bactéries reprennent leur vitalité première et laissent aux germes infectieux et morbides toute leur liberté d'action. C'est à cela qu'il était surtout important de remédier.

Aujourd'hui, grâce à la découverte de la **Formaldéhyde**, gaz d'une force de diffusion assez énergique pour pénétrer partout, cet inconvénient n'existe plus. En outre (chose très appréciable), malgré ses propriétés antiseptiques, il n'altère nullement les objets soumis à son action.

Au point de vue de la désinfection, comme l'a démontré TRILLAT en 1888, ce gaz se *polymérise* très facilement.

Depuis cette époque, les observations de TRILLAT se sont augmentées, et ses expériences très précises sur l'action microbicide de ce gaz, ont toutes été confirmées depuis par Aronson, Berlioz, Debuck, Vanderlinden, etc.

En 1894, l'éminent professeur VAN ERMENGEM mettait en évidence la réelle valeur antiseptique de ce gaz, et faisait entrevoir le rôle important qui lui était assigné dans la désinfection des locaux contaminés.

C'est alors que TRILLAT compléta son œuvre par la création de divers appareils dont le plus important, l'**AUTOCLAVE FORMOGENE** universellement accepté aujourd'hui, grâce aux nombreuses victoires qu'il a remportées et qui pour l'édification du Corps Médical sont relatées tout au long dans la brochure de notre éminent confrère, M. le Dr FUNCK : *Sur la valeur bactériologique de la Désinfection* par *l'Autoclave Formogène Trillat.*

De toutes les expériences faites, il résulte comme conclusion :

1° *Que la stérilisation des locaux contaminés par les vapeurs d'**Aldéhyde** formique de l'**Autoclave formogène Trillat**, est un procédé de désinfection rigoureux;*

2° *Que l'**Autoclave formogène** a sur toutes les autres méthodes de désinfection les avantages suivants :*

> 1° *Destruction régulière des Microbes pathogènes résistants;*
>
> 2° *Rapidité très grande de la désinfection (1 heure);*
>
> 3° *Polymérisation des vapeurs absolument empêchée;*
>
> 4° *Aucun danger d'incendie;*
>
> 5° *Aucune altération des objets soumis à l'action du gaz;*
>
> 6° *Economie très réelle des produits nécessaires à la désinfection.*

Tels sont les motifs bien suffisants pour que l'**Autoclave formogène Trillat** soit aujourd'hui l'objet d'une seule et unique préférence du Corps Médical.

Dr L. C.

LES EAUX LÉGÈRES
EVIAN
SOURCE PREMIÈRE

Bien digérer, c'est remédier à tous les troubles des organes liés à l'estomac. On voit de quelle importance il est d'indiquer l'Eau d'Evian, SOURCE PREMIÈRE, comme eau légère et digestive. On connaissait depuis longtemps ses propriétés éminentes. Grâce aux nouveaux progrès scientifiques, on voit comment se comporte l'estomac et on explique parfaitement les merveilleuses qualités de l'Eau d'Evian, SOURCE PREMIÈRE.

Dr JEAN AUDIBER,
de la Faculté de Paris.

Buvez de l'eau ordinaire pure ; n'abusez pas des boissons gazeuses ; elles ont usurpé leur réputation de boissons digestives.

Dr FÉLIX REGNAULT.
(*Illustration* du 5 février 1898.)

....La meilleure boisson de table est l'eau de source pure, ou l'eau faiblement minéralisée, non gazeuse ou très peu gazeuse : EVIAN, VALS (Perles)....

(*Journal de la Santé*, 13 mars 1898.)

Des savants autorisés considèrent la SOURCE PREMIÈRE comme un des fleurons de la couronne d'Evian....

Dr L. COMPANYO, ✳, O. ❧,
Ancien médecin principal du Canal de Suez.

C'est surtout chez les enfants dont l'allaitement est artificiel que l'Eau d'Evian est précieuse, je dirai même presque indispensable.

Dr PERRET,
Médecin accoucheur, Moniteur à la Clinique d'accouchement.

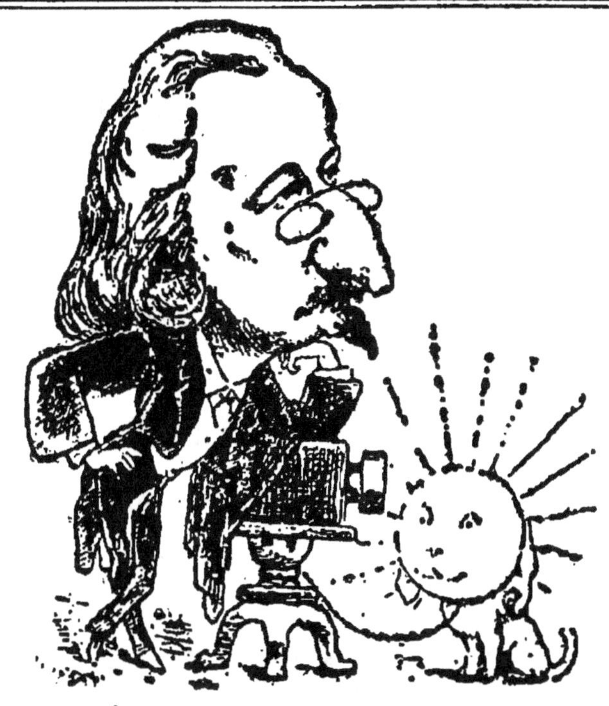

PHOTOGRAPHIE Étienne CARJAT
10, rue Notre-Dame-de-Lorette
Au rez-de-chaussée avec grand jardin
RÉCOMPENSES AUX EXPOSITIONS

TABLE

SUPPOSITOIRES NUTRITIFS
A LA PEPTONE
DE L. PACHAUT
POUR ADULTES ET POUR ENFANTS

Recommandés par le corps médical pour renforcer l'alimentation buccale et la suppléer dans une large mesure.

Ces suppositoires remplacent avantageusement les lavements nutritifs qui souvent sont mal accueillis par les malades et difficilement gardés.

Dose : De 2 à 4 par jour et même au delà.

....

SUPPOSITOIRES
Au Gaïacol synthétique de L. PACHAUT

La supériorité du *Gaïacol* de synthèse sur la créosote et sur le gaïacol liquide est considérable et universellement reconnue.

La forme de *suppositoires* permet l'administration de ce médicament lorsque la voie gastrite est contrindiquée par suite de *douleurs* et *pesanteurs stomacales*, *renvois* et *nausées, digestions laborieuses, vomissements*, etc., etc.

Dose moyenne : 2 par jour. On peut aller, dans les cas graves, jusqu'à 3 et 4.

....

SUPPOSITOIRES A LA GLYCÉRINE
et à l'Huile de Palma CHRISTI
de L. Pachaut

pour la guérison de la constipation.

....

VALÉRIANE LIQUIDE
de L. PACHAUT

N'offrant pas la saveur nauséeuse du valérianate d'ammoniaque et s'employant aux mêmes doses et dans les mêmes cas.

Paris. — Imp. F. Levée, 8, rue du Sentier.

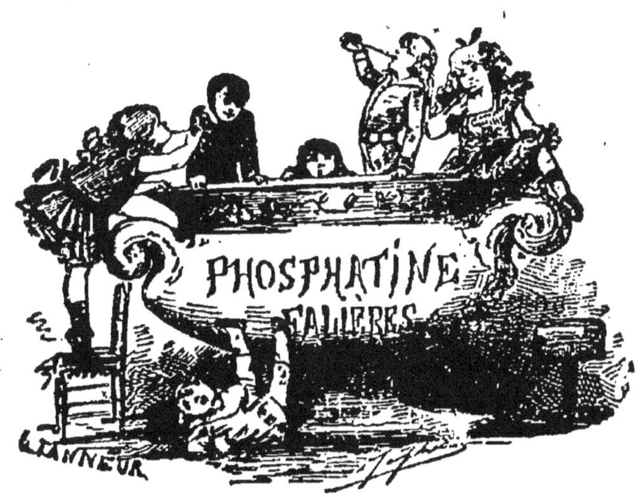

La " PHOSPHATINE FALIÈRES " est l'aliment le plus agréable et le plus recommandé pour les enfants dès l'âge de 6 à 7 mois, surtout au moment du sevrage et pendant la période de croissance. *Il facilite la dentition, assure la bonne formation des os.*

PARIS, 6, AVENUE VICTORIA ET PH^{des}

www.ingramcontent.com/pod-product-compliance
Lightning Source LLC
LaVergne TN
LVHW020523060726
842525LV00004B/1039